Irene Dalichow

Gesund mit
Kurkuma

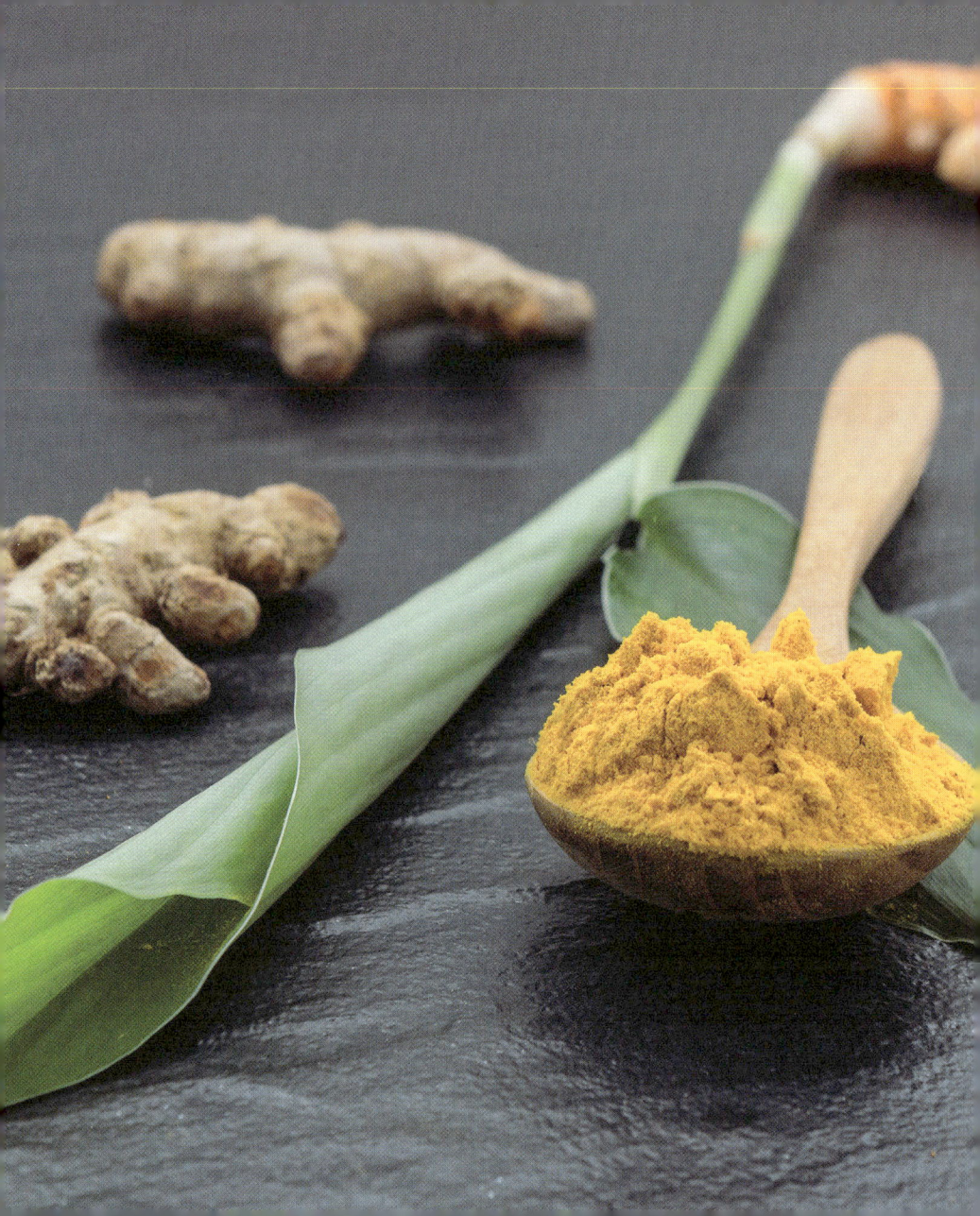

Irene Dalichow

Gesund mit
Kurkuma

- Krebshemmend
- Vielseitig heilend
- Mit abwechslungsreichen Rezepten

HERBiG | Hausapotheke

Wichtige Hinweise
Die Wissenschaft ist ständig im Fluss. Die vorliegenden Informationen beruhen auf gründlicher Recherche der Autorin. Ziel des Buches ist es, die modernen Erkenntnisse der Ernährungsmedizin aufzuzeigen, wobei die Betreuung durch einen Therapeuten hiermit nicht ersetzt werden soll. Alle Empfehlungen und Informationen sind von Autorin und Verlag sorgfältig geprüft, dennoch kann keine Garantie übernommen werden. Jegliche Haftung der Autorin bzw. des Verlages und seiner Beauftragten für Gesundheitsschäden sowie Personen-, Sach- oder Vermögensschäden ist ausgeschlossen.
Für die Angaben zu den aufgeführten Produkten kann weder seitens der Autorin noch seitens des Verlages eine Gewähr übernommen werden. Der Leser sollte in jedem Fall seinen Therapeuten um Rat fragen, verordnete Medikamente nicht eigenmächtig absetzen und die Anwendung der hier genannten Präparate auf seinen speziellen Bedarfsfall vom betreuenden Therapeuten prüfen lassen.

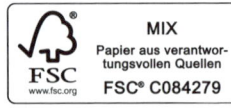

Besuchen Sie uns im Internet unter:
www.herbig-verlag.de

3. Auflage 2019

© 2017 by F. A. Herbig Verlagsbuchhandlung GmbH, Stuttgart
Alle Rechte vorbehalten
Umschlaggestaltung: Wolfgang Heinzel
Coverfoto: shutterstock
Satz: Buch-Werkstatt GmbH, Bad Aibling
Gesetzt aus der 9,5/13,5 Utopia
Gesamtherstellung: Print Consult, München
Printed in the EU
ISBN 978-3-7766-2809-8

Inhalt

Einleitung

Wie wunderbar wäre es, wenn Krankheit, Schmerzen, Unwohlsein, Übergewicht und schlechte Laune mit einer einzigen natürlichen und nebenwir-
kungsfreien Maßnahme verschwänden! Leider ist es nicht ganz so einfach
und bequem. Wohl niemandem bleibt es erspart, selbst auf die schlanke Linie, auf körperliche und seelische Fitness und Beweglichkeit zu achten; auch
darauf, sich nicht so leicht die Stimmung verderben zu lassen. Und doch gibt
es eine Pflanze, mit der man auf unkomplizierte, preiswerte und angenehme
Weise vielen Leiden vorbeugen und sie sogar kurieren kann. Kurkuma oder
Gelbwurz heißt sie, sie ist das Gewürz, das dem sogenannten Currypulver*
seine appetitliche Farbe verleiht. Eng mit dem Ingwer verwandt, sieht sie
auch ähnlich aus. Ingwer war bis vor einigen Jahren bei uns kaum bekannt,
mittlerweile kann man ihn in jedem Supermarkt kaufen. Ähnlich wird die
Sache wahrscheinlich mit Kurkuma laufen. Denn es hat sich herumgespro-
chen, um welch eine magische Knolle es sich bei ihr handelt, wobei man sie
bei uns allerdings meist nicht frisch, sondern eher in getrockneter und pul-
verisierter Form verzehrt.

Zu keiner anderen Heilpflanze existieren so viele wissenschaftliche Studien wie zu Kurkuma: Erwiesenermaßen stimuliert sie das Wachstum von
Gehirnzellen und soll daher gegen Demenz und die Alzheimerkrankheit
schützen. Vor allem ihr Wirkstoff Curcumin sorgt dafür, dass mehrere Enzyme gehemmt werden, die Entzündungen auslösen können. So kann Kurkuma ähnlich wie Cortison wirken. Sie hilft besonders durchgreifend gegen
Schmerzen und Entzündungen, zum Beispiel gegen entzündliche Darm-

erkrankungen und Arthritis. Sie beugt gegen Herz-Kreislauf-Erkrankungen vor, denn sie hemmt die Blutgerinnung und senkt den Cholesterinwert. Die Deutsche Gesellschaft für Hämatologie und Onkologie (DGHO) empfiehlt Kurkuma ausdrücklich zur Begleitung von Krebstherapien.

Und so weiter.

Kurkuma macht schlank, weil sie ein sogenannter Fatburner ist. Gegen erhöhte Blutzuckerwerte geht sie ebenfalls an. Zudem sorgt sie für gute Laune, da durch sie Serotonin, Dopamin und andere Neurotransmitter nicht so schnell abgebaut werden. Wir nehmen Kurkuma ganz einfach auf, indem wir sie in Getränke oder Gerichte geben. Ihr Geschmack ist angenehm würzig, die Farbe strahlend gelb.

Dabei ist zu beachten, dass sie möglichst mit schwarzem Pfeffer und etwas Pflanzenöl kombiniert werden soll, denn erst so entfaltet sich ihre volle Heilkraft. Dass diese Mixtur auch mit der Geschmacksrichtung Süß zusammengeht, kann sich jeder vorstellen, der Schokolade mit Chili oder Pfeffer probiert.

Ein Beitrag in der Zeitschrift »Brigitte Woman« Nr. 11/2016 zeigt sehr ansprechend, dass Gewürze wie Zimt, Chili und Kurkuma sogar in Kosmetika enthalten sind. Diese drei Spezereien können, auch wenn es sich erstaunlich liest, äußerlich angewendet werden und ihre Heilkräfte über die Haut entfalten. Im Text heißt es zur Kurkuma, die in Indien ein traditionelles Schönheitsmittel ist: »Das goldgelb leuchtende Pulver der Gelbwurz (Kurkuma) wird in der vedischen Medizin wegen seiner verjüngenden Kräfte geschätzt, und auch auf das Gemüt wirkt die strahlende Farbe – erhebend, erheiternd, kreativitätsfördernd.«

Das Thema ist also eindeutig im Gespräch, und es lohnt sich, noch tiefer einzusteigen. Hier kommt sie also, die Sonnenwurzel, wie sie in der ayurvedischen Medizin heißt. Vorhang auf!

Irene Dalichow

* Was bei uns als »Curry« bezeichnet wird, heißt in Indien »Masala«. Das ist eine Mischung aus verschiedenen Gewürzen, fast immer gehört Kurkuma dazu. Jede Hausfrau und jeder Koch dort hat ihre oder seine ganz persönliche Mixtur, meist ein Geheimrezept.
Von »Curry-Gewürz« zu sprechen, ist nicht ganz korrekt. Besser sollte es »Curry-Gewürzmischung« heißen.

Was ist Kurkuma?

Die Farbe ist ein strahlendes, intensives Gelb, der Geschmack weist eine tiefe, einzigartig würzige, erdige, kampferartige Vollmundigkeit auf. Beides entfaltet sich jedoch nur dann, wenn der unscheinbare, schrumpelige Wurzelstock nach der Ernte abgebrüht und getrocknet und dann von seiner graubeigen Schale befreit wurde. Ganz ähnlich wie der Ingwer, der ebenfalls auf den ersten Blick nicht viel hermacht, entfaltet die Kurkuma, auch Gelbwurz genannt, ihre Schönheit, Besonderheit und Kraft erst auf den zweiten Blick.

Zwischen Kurkuma und Ingwer besteht eine enge Verwandtschaft. Beide gehören zur Familie der Ingwergewächse (*Zingiberaceae*). Mit der amerikanischen oder kanadischen Gelbwurz (*Hydrastis canadensis*) hat die Kurkuma nichts zu tun.

Der englische Name *turmeric* stellt offenbar eine Verballhornung des heute nicht mehr verwendeten französischen Ausdrucks »terre mérite« dar (etwa: »wertvolles Land«), was sich vermutlich auf die ferne Herkunft und den Wert bezog. Auch bei uns wird das Wort ab und zu verwendet, dann als »Tumerec«. Das heutzutage verwendete französische Wort lautet wie das lateinische *curcuma*.

Ursprünglich stammt die Pflanze aus Südasien, wahrscheinlich aus Ostindien. In wilder Form kommt sie nicht mehr vor. Es existieren zwischen 50 und 80 Kurkumaarten, aber in diesem Buch geht es ausschließlich um die mit dem lateinischen Namen *Curcuma longa,* die die bekannteste, am meisten verwendete und am häufigsten wissenschaftlich auf ihre Heilkräfte hin untersuchte Art ist.

Schneidet man die recht unscheinbar aussehende Knolle an, entfaltet die Kurkumawurzel erst ihre Schönheit.

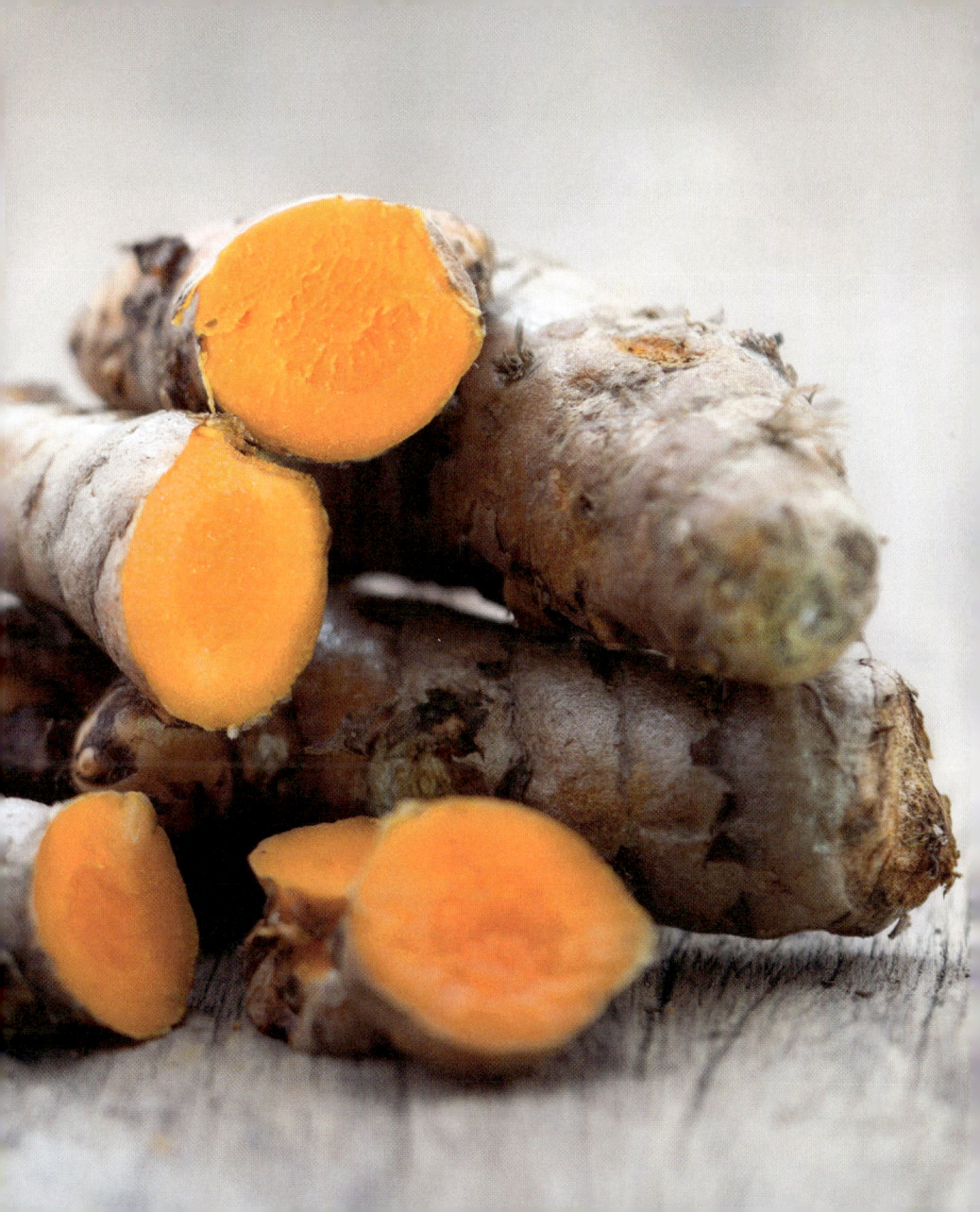

In der Traditionellen Chinesischen Medizin wie in der ayurvedischen Heilkunde spielt sie schon immer eine wichtige Rolle. Deswegen gilt sie in Indien als heilig. Dort wird auch weltweit die größte Menge angebaut, und man verzehrt sie in unglaublichem Maße: Durchschnittlich nimmt jeder Inder täglich 1,5 bis 2 Gramm Kurkuma zu sich. Es handelt sich bei ihr um ein Grundnahrungsmittel.

Kurkuma wird auch in China, Indonesien, Jamaika und Haiti angebaut. Die Bedingungen, unter denen die Wurzelstöcke, die »Rhizome«, wachsen, sind extrem. Einerseits wird die Pflanze von der heißen Sonne bestrahlt, andererseits muss sie sich im Schlamm behaupten. Es gibt zahllose natürliche Feinde, zu ihrer Abwehr produziert sie viele Gegenmittel, vor allem den Wirkstoff Curcumin. Er gehört zu den potentesten Giftstoffen und damit auch Heilmitteln der Natur.

Die Kurkuma hat viel Sonne in sich gespeichert, weshalb sie auch nach dem Verzehr oder der Einnahme wärmespendend wirkt. Im Ayurveda heißt es, sie entfache das Verdauungsfeuer (Agni). Sie wird der Lebensenergie Pitta (Feuer und Wasser) zugeordnet.

Curcuma longa wurde und wird sehr vielseitig genutzt. Sie war schon vor mehr als 4000 Jahren Nahrungspflanze, Gewürz, Arznei und Färbemittel. Gern wird sie bis heute und auch bei uns zum Färben von Lebensmitteln verwendet, besonders dann, wenn gleichzeitig Schärfe erwünscht ist, zum Beispiel in den schon erwähnten Curry-Gewürzmischungen, aber auch in Senf, Käse, Margarine, Flocken für Fertig-Kartoffelbrei, herzhaftem Gebäck oder Likören. Der Name für den Lebensmittelfarbstoff Kurkuma lautet E 100, ein gutes Beispiel dafür, dass nicht alle »E-Nummern« des Teufels sein müssen.

Kurkumapapier färbt sich beim Betupfen mit Alkalien braun und wird in chemischen Laboratorien als Reagens genutzt.

Hier in Mitteleuropa tauchte die Gelbwurz in frischer beziehungsweise getrockneter und zu Pulver vermahlener Form erst relativ spät auf. Marco Polo erwähnte sie im 13. Jahrhundert als einer der Ersten. Er drückte sich dabei unklar aus, und so kommt es, dass bis heute Kurkuma und Safran zuweilen miteinander verwechselt werden. Beide haben als Besonderheit die intensive Farbe, auch die Färbkraft, aber geschmacklich und vor allen Dingen im Preis unterscheiden sich beide enorm: Safran gehört zu den teuersten Spezereien, weil er so selten ist und unter größten Mühen gesammelt werden muss. Safran nennt man die Staubfäden, genauer gesagt die hauchzarten Blütennarben-Lappen von Krokussen. Kurkuma hingegen ist vergleichsweise in großen Mengen vorhanden und einfach zu ernten, daher ist sie preiswert – ein Glück! Tatsächlich gilt die Kurkuma als Glückssymbol.

Safran wird manchmal mit Kurkuma »gestreckt«, kein anderes Gewürz wird so häufig gefälscht wie Safran.

Als Kurkuma oder Kurkume (vom arabischen Wort *kurkum,* das »Safran« bedeutet), Safranwurz oder Gelbwurz bzw. Gelbwurzel war das Gewürz ab dem Mittelalter im deutschsprachigen Raum im Handel. Allerdings fand es bis heute nie wirklich Eingang in die kulinarischen und medizinischen Traditionen des Westens. Das schreiben die beiden Autoren des Buches »Krebszellen mögen keine Himbeeren«, Richard Béliveau und Denis Gingras, zwei kanadische Krebsspezialisten, die große Stücke auf die Heilkräfte der Kurkuma halten: »Die tägliche Zugabe eines Teelöffels Kurkuma zu Suppen, Salatsoßen sowie Nudelgerichten stellt eine einfache, schnelle und ökonomische (das heißt: preiswerte, I.D.) Methode dar, um eine für die Krebsvorsorge ausreichende Menge Curcumin zu sich zu nehmen.« Was für eine sensationelle Information!

Im Kapitel »Kurkuma gegen Krebs« (siehe Seite 33 ff.) wird noch genauer auf die Arbeit der beiden Krebsspezialisten eingegangen.

Die Kurkuma ist eine mehrjährige tropische Pflanze, sie wird etwa einen Meter hoch. Ihre Blüten beziehungsweise ihre zapfenförmigen, an die Ananasfrucht erinnernden Blütenstände sind von berückender Schönheit. Ab und zu sind sie auch bei uns zu kaufen, mindestens aber kann man sie in botanischen Gärten bewundern.

An den langen Wurzeln der Hauptknolle entstehen knollige Verdickungen. Bei der Ernte gräbt man die unterirdischen Teile aus, trennt die Knollen und »Rhizom«-Äste, also die Wurzelstock-Äste von den anhaftenden Wurzeln, taucht sie in kochendes Wasser und trocknet sie danach in der Sonne. Durch das Abbrühen wird der Farbstoff aus den Sekretzellen über das gesamte Rhizom verteilt. Und der Farbstoff, das ist das Curcumin.

Auf diese Weise präparierte frische Kurkuma-Wurzelstöcke sind in Asialäden erhältlich. Sie ähneln dem Ingwer und werden auch so zubereitet: Man schält und zerkleinert sie mit einer Reibe oder einem Messer, dann kocht man damit. Frische Kurkuma ist für die gelbe Curry-Gewürzpaste in der Thaiküche unverzichtbar. Hier wird sie mit anderen Gewürzen vermörsert und dann in pastöser Form weiterverarbeitet. Wie das genau geht, lesen Sie auf Seite 108 ff.

Scheiben frischer Kurkuma in selbst gemachten Würz-Soßen oder sauer eingelegtem Gemüse schmecken herrlich, bringen eine appetitliche Farbe und wirken zudem konservierend.

Bei uns kauft man Kurkuma meist in gemahlener Form, wogegen nichts ein-

*Die Kurkumapflanze bildet
wunderschöne Blüten.*

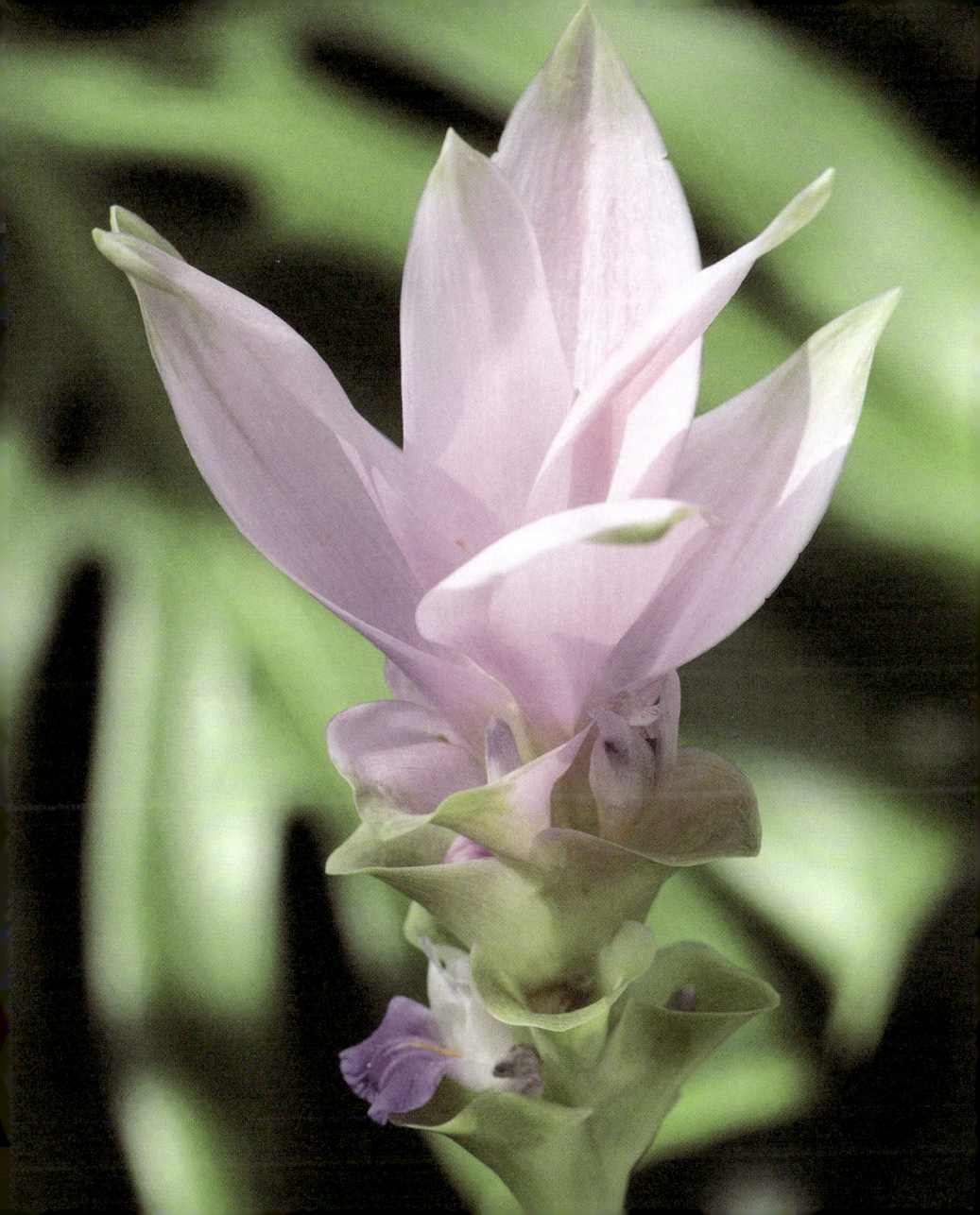

zuwenden ist, denn das beeinträchtigt weder Würzkraft noch Heilwirkung. Sie gehört nämlich zu den wenigen Gewürzen, denen das Mahlen am Ort der Produktion nicht schadet. Trotzdem sollte Kurkumapulver in verschlossenen und lichtgeschützten Gläsern oder Dosen nicht allzu lange gelagert, sondern lieber in übersichtlichen Portionen gekauft werden. Etwa zwölf Monate sind ein angemessener Haltbarkeitszeitraum.

Übrigens ist das Gewürz hervorragend verträglich. Lediglich Menschen mit einer Erkrankung der Gallenblase oder mit Gallensteinen sollten Vorsicht walten lassen, außerdem solche, die Blutverdünner einnehmen, denn Kurkuma kann die blutverdünnende Wirkung verstärken.

In seinem Buch »Meine Küche der Gewürze« schreibt der Starkoch und Gewürzexperte Alfons Schuhbeck, er liebe Kurkuma wegen ihrer gesundheitlichen Wirkungen, die ja mittlerweile in so umfangreicher Weise belegt seien. Auch von der Farbe sei er begeistert, denn eine Prise Kurkuma verleihe beispielsweise selbst gemachten Nudeln oder Blumenkohl ein appetitliches Aussehen. (Einfach eine kleine Menge davon ins Kochwasser geben.) Und: »Ich verwende Kurkuma für fast alle meine Senfkompositionen und Currymischungen, weil sie verschiedene Aromen harmonisch miteinander in Einklang bringt.«

Aha, gut zu wissen!

Kurkuma mythologisch

Gelb steht für Sonne, Licht, Wärme, Energie, Freude und Entzücken. All dies symbolisiert auch die Kurkuma, denn sie ist nicht nur ein Gewürz und ein Heilmittel, sondern auch ein außerordentlich häufig genutztes Färbemittel. Seit Menschengedenken und bis heute koloriert Kurkuma Essenszutaten wie Senf, Gerichte mit Nudeln, Reis und Gemüse; sie verleiht Käse, Gebäck und Getränken wie Gewürztees und Likören einen appetitlich goldenen Touch.

Schon die alten Griechen und die Tuchfärber des Mittelalters nutzten sie zum Färben von Stoffen. Letztere erzielten durch die Mischung mit Indigo fantastische Grüntöne. Bis heute werden die gelben Gewänder der buddhistischen Mönche mit diesem Gewürz präpariert. Auch zur Körperbemalung diente und dient es, es wird in Indien bei Verlobungs- und Hochzeitsfeiern, bei anderen traditionellen Festen und bei vielen hinduistischen Ritualen in den Tempeln verwendet. Es gilt als magisches Mittel, das vor bösen Geistern schützt.

Schon vor rund 5000 Jahren wurde die Kurkuma als eine von mehr als 200 besonders potenten Heilpflanzen empfohlen. Der assyrische König Assurbanipal (669–627 vor unserer Zeitrechnung) ließ wichtige Informationen über diese Pflanze sammeln und in Keilschrift auf Tafeln dokumentieren. Mitte des 20. Jahrhunderts übersetzte der Archäologe R.C. Thompson diese Texte ins Englische. Sein Buch »A Dictionary of Assyrian Botany« (Ein Lexikon der Assyrischen Botanik) gründet auf ihnen.

In der ayurvedischen Medizin, die etwa um 800 vor unserer Zeitrechnung, wahrscheinlich sogar noch früher, in Indien begründet wurde, nimmt die

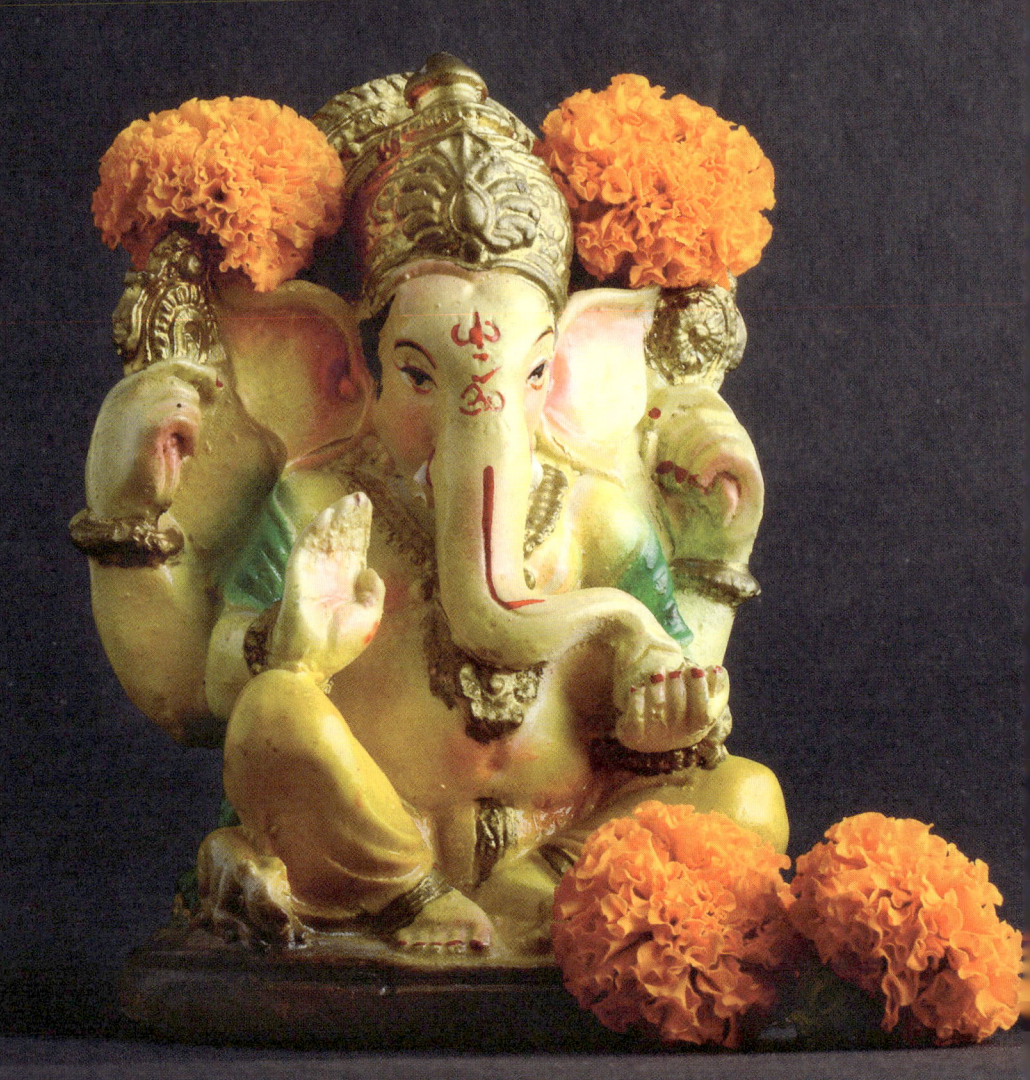

Kurkuma eine wesentliche Rolle ein. Chinesische, tibetische und islamische Medizinschulen begründen sich auf dem Ayurveda, auch bei ihnen stand und steht die Kurkuma in hohem Ansehen. Dennoch wird sie am meisten mit Indien verknüpft, Inder verzehren sie jeden Tag. Sie ist als heilige Pflanze Ganesha geweiht, dem fröhlichen, Glück bringenden Elefantengott.

Ganesha

Ganesha, der gut gelaunt dreinblickende, dickbäuchige Gott mit dem Elefantenkopf, ist in Indien ausgesprochen beliebt und präsent. Bilder, Figuren und Statuen von ihm finden sich überall auf dem Subkontinent in Privathäusern, Geschäften und Tempeln. Weil er die Gottheit ist, die Hindernisse beseitigt und zum guten Gelingen beiträgt, ruft man ihn häufig an. Sogar die Erstklässler beginnen ihren ersten Schultag mit dem Mantra »Om Sri Ganeshaya Namah«. Das bedeutet: »Heil dem Heiligen Ganesha, dem Ehrenwerten«. So sollen die Weichen für eine entspannte und erfolgreiche Schulkarriere gestellt werden. Dabei ist wichtig zu wissen, dass Ganesha unter anderem auch für Weisheit, Gelehrsamkeit und die Künste steht, vor allem für das Schreiben und die Literatur.

»Ganesha ist der Gott aller guten Unternehmungen, sodass Hindus – und sogar einige andere – eine Opfergabe … hinlegen, bevor sie eine Reise antreten, ein neues Geschäft eröffnen oder auch Hochzeitsverhandlungen führen.« So schreibt Jan Knappert in seinem Buch »Lexikon der indischen Mythologie«. Mit diesem hilfreichen, liebenswerten indischen Glücksgott also hat die Kurkuma zu tun – ein Grund mehr, für sie das Herz zu öffnen.

Die Kurkumapflanze ist der in
Indien überaus beliebten
Hindu-Gottheit Ganesha geweiht.

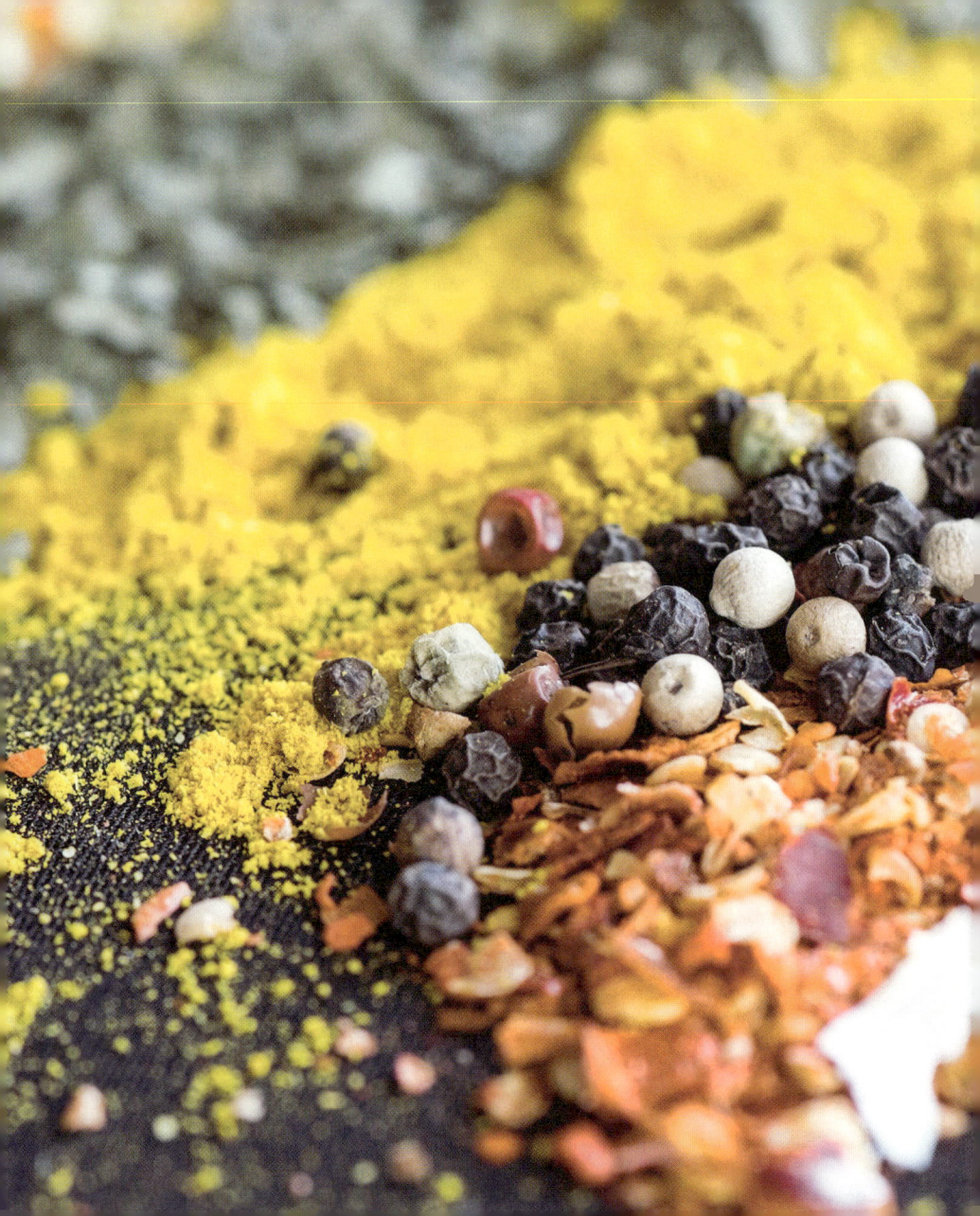

Gewürzheilkunde

Was ist eigentlich Gewürzheilkunde? Wieso ist es möglich, mit Gewürzen Krankheiten zu behandeln, und zwar nicht nur, »wenn man dran glaubt«, sondern ganz ernsthaft und mit belegten, sehr überzeugenden Ergebnissen? In früheren Zeiten, als es die Medikamente noch nicht gab, die wir heute kennen, schon gar keine Antibiotika, waren Apotheker auch Gewürzhändler. Denn sie kannten sich mit den Heilkräften dieser natürlichen, pflanzlichen Mittel aus. Heute erforscht die Phytopharmakologie mit modernen Methoden die therapeutische Wirkung von Pflanzen im Allgemeinen und von Gewürzen im Speziellen. Sie bestätigt vieles, was in der Volksmedizin schon seit Hunderten von Jahren praktiziert wird; nicht nur im Ayurveda, sondern auch in unserer traditionellen westlichen Heilkunde. Hildegard von Bingen beispielsweise beschrieb und empfahl oft die Verwendung von Gewürzen.

Deren Wirkung findet auf unterschiedlichen Ebenen statt, und diese Ebenen spielen zusammen. Da sind die chemischen Inhaltsstoffe, die im Körper biochemische Reaktionen auslösen. Zum Beispiel töten sie bestimmte Krankheitserreger ab. Sekundäre Pflanzenstoffe heißen so, weil sie keinen Nährwert besitzen und nicht zu den Mineralien, Ballaststoffen oder Vitaminen gehören. Trotzdem sind sie sehr wichtig, denn sie sind die Ursache der medizinischen Wirkung und des Geschmacks der Gewürze. Manche Fachleute sprechen von bis zu 30 000 unterschiedlichen sekundären Inhaltsstoffen oder »bioaktiven Substanzen«, zum Beispiel Bitter-, Scharf- und Gerbstoffen, ätherischen Ölen und anderen. Die Pflanzen produzieren sie unter anderem, um sich vor Fressfeinden zu schützen oder um Nützlinge und »Bestäuber« anzuziehen. Durch Trocknen werden diese Stoffe nicht beeinträchtigt, im Gegenteil, manche Aromen existieren nur als Geschmacksvorstufen. Sie müssen erst durch Trocknen, Fermentieren oder Rösten erschlossen werden. Auch die Kurkuma wird erst abgebrüht und dann getrocknet, bis sie als Gewürz und als Medizin ihre ganze Kraft zur Verfügung stellt. So kann, was sich die Pflanzen im Laufe von Jahrmillionen zu ihrem Schutz und Weiterbestehen angeeignet haben, auch uns Menschen schützen und heilen.

Folgendermaßen können sekundäre Pflanzenstoffe wirken. Sie sind

- entzündungshemmend,
- regen den Stoffwechsel an,
- beugen Krebs vor,
- fördern die Verdauung,
- regulieren und senken den Blutdruck,
- töten Keime,
- senken den Cholesterin- und den Blutzuckerspiegel,
- sind antioxidativ, hemmen also die Bildung sogenannter freier Radikale und
- stärken das Immunsystem.

Praktisch all diese Eigenschaften besitzt die Kurkuma.
Auch auf die Gesundheit von Seele und Geist, zum Beispiel auf die gute Laune oder das Denk- und Konzentrationsvermögen, wirken sich Gewürze allgemein, wirkt sich die Kurkuma speziell aus.

Freie Radikale sind, chemisch gesehen, Sauerstoffverbindungen mit ungepaarten Elektronen, die dadurch sehr reaktionsfreudig sind und andere Substanzen oxidieren. Im Idealfall besitzt der Mensch genügend Mechanismen, um diese Verbindungen schnell zu entschärfen. Aber dieser Idealfall ist nicht immer gegeben. Dann können Gewürze dazu beitragen, die Bildung freier Radikale zu hemmen oder sie zu »fangen«.

Im Jahr 2002 veranstaltete das Deutsche Museum München die Ausstellung »Welt der Gewürze«. Im Katalog schrieb Professor Dr. Elisabeth Vaupel, Chemiehistorikerin im Forschungsinstitut des Deutschen Museums, Gewürze gehörten zu den ältesten Arzneipflanzen. Sie enthalten viele physiologisch und pharmazeutisch wirksame Inhaltsstoffe und waren Speisezutaten nach der Devise »Ein guter Koch ist ein halber Arzt«. Erst im 20. Jahrhundert zog man pharmazeutische Produkte vor, denn deren Wirkung ist eindimensionaler und damit einfacher überprüfbar als die pflanzlicher Arzneimittel.

Von den etwa 345 000 Pflanzenarten der Erde, so Vaupel, enthalten nur rund 2300, also weniger als ein Prozent, ätherische Öle. Viele davon werden als Gewürz- und/oder Arzneipflanzen genutzt. Ätherische Öle sind die Aromaträger der Pflanze. Sie finden sich oft nur in bestimmten, manchmal aber auch in unterschiedlichen Teilen ein und desselben Gewächses.

Botanisch miteinander verwandte Pflanzen enthalten häufig ähnliche oder sogar identische Inhaltsstoffe. Deswegen treten Gewürze in einigen Pflanzenfamilien gehäuft auf, in anderen aber gar nicht. Ingwergewächse, zu denen Ingwer, Kurkuma und Kardamom gehören, bilden eine solche typische Pflanzenfamilie.

Außer in den Polargebieten gedeihen Gewürzpflanzen fast überall auf der Erde. In unseren Regionen zum Beispiel wachsen Anis, Fenchel, Kümmel, Wacholder, Schwarzkümmel und Senf(-körner). Die meisten allerdings kommen aus den Tropen, wo die Zahl der Pflanzenarten ohnehin am größten ist. Früher wuchsen sie in eng begrenzten Gebieten. Weil die Transportwege lang und beschwerlich waren, musste man dafür bei uns sehr viel Geld bezahlen. Manche Gewürze wurden sogar mit Gold aufgewogen. Heute kultiviert man sie überall da, wo das Klima und die weiteren Umstände es erlauben, und schickt sie dann mit modernen Transportmitteln auf die Reise. Deswegen stehen sie heute praktisch alle und überall zur Verfügung und sind nicht einmal teuer – von einigen wenigen Ausnahmen abgesehen. Trotzdem aber handelt es sich bei ihnen um etwas Außergewöhnliches und Kostbares. Das hat ein breites Publikum verstanden, was sich daran zeigt, dass viele Menschen für das Thema Kochen mit Gewürzen aufgeschlossen sind und auch dafür, was man im gesundheitlichen Bereich damit bewirken kann.

Nach dem Münchner Immunologen Dr. Peter Schleicher stärken scharfe Gewürze wie Zimt, Nelken und Wacholder die Abwehrkräfte optimal. Viele Gewürze seien wissenschaftlich genauestens untersucht. Und: »Heute weiß man, dass medikamentöse Therapien leider auch unerwünschte Nebenwirkungen haben und das Immunsystem schwächen können. Deshalb empfehlen auch viele Ärzte beispielsweise bei einer Erkältung zunächst natürliche Methoden, die dem Körper helfen, mit der Infektion selbst fertigzuwerden. Denn können Infekte ohne Antibiotika ausheilen, werden die Abwehrkräfte enorm gestärkt. Man ist meist lebenslang vor Keimen, die man einmal erfolgreich bekämpft hat, geschützt, weil der Organismus Antikörper dagegen gebildet hat.«

So sind also Gewürze einerseits Heilmittel, die sich seit Menschengedenken bewährt haben. Andererseits passen sie nach wie vor perfekt in unsere Zeit. Denn wir sind noch immer genauso Teil der Natur und mit genau den gleichen Genen ausgestattet wie unsere Vorfahren in ferner Vergangenheit.

Nichts gegen die modernen Medikamente, in bestimmten Fällen können sie Wunder vollbringen. Aber in vielen anderen Fällen sind sie gar nicht notwendig und man braucht sich ihren unerwünschten und schädlichen Nebenwirkungen nicht auszusetzen. Der menschliche Körper kommt mit natürlichen, pflanzlichen Wirkstoffen wesentlich besser zurecht als mit Medikamenten aus dem Chemielabor, und er besinnt sich mit ihrer Hilfe ganz »organisch« auf sein eigenes Heilungspotenzial.

Definition »Gewürze«

Unter Fachleuten existieren viele Definitionen des Begriffs »Gewürz«. Eine etwas verkürzte, aber besonders griffige und für den Hausgebrauch taugliche lautet:

Gewürze sind Pflanzenteile wie Knospen, Früchte, Beeren, Samen, Wurzelstöcke, Wurzeln oder Rinden. (Kräuter sind die Blätter von frischen oder getrockneten Pflanzen.) Immer stammen Gewürze aus dem Pflanzenreich. Salz, das aus dem Mineralreich kommt, ist kein Gewürz im eigentlichen Sinne.

Kurkuma medizinisch

Der Segen kommt von ganz oben: Die Weltgesundheitsorganisation (WHO) hat die Heilwirkungen der Pflanze bestätigt. Sie hat besonders die positiven Effekte bei der Behandlung von Verdauungsstörungen und Magenbeschwerden, Übelkeit, Appetitverlust und Völlegefühl, von Entzündungen sowie rheumatischen Beschwerden hervorgehoben.

Kurkuma ist reich an Mineralstoffen wie Magnesium, Kalium, Kalzium, Mangan, Kupfer und Selen; außerdem an Vitaminen, besonders an Vitamin C und an B-Vitaminen. Sie enthält zudem Carotinoide und weitere gesundheitlich wirksame Inhaltsstoffe, insgesamt etwa 90. Die Wirkstoffe sind so kraftvoll dank ihrer Kombination, viel mehr, als wenn man sie einzeln und separat einnehmen würde.

Vollständig erforscht ist die Pflanze bis heute nicht, man darf sich also noch auf Überraschungen freuen.

Ihr wichtigster Wirkstoff ist das Curcumin, der gelbe Farbstoff. Er wird von der Pflanze selbst als Abwehrstoff gegen Krankheitserreger und Fressfeinde produziert und enthält deswegen sehr viel Power. Nicht in Wasser löst er sich, sondern in Fett, das ist wichtig zu wissen.

Der Anteil von Curcumin in den Wurzelstöcken variiert, er beträgt etwa 2 bis 9 Prozent. Diesen Wirkstoff verwenden die Pharmakonzerne gern. Weil er aber aus der Natur stammt und schon seit Jahrhunderten in der traditionellen Volksmedizin eingesetzt wird, wurden darauf bisher keine Patente vergeben. So darf Kurkuma (Curcumin) frei verkauft werden.

Von westlichen Wissenschaftlern wird die Kurkuma seit rund 50 Jahren untersucht. Bis heute liegen rund 5000 Veröffentlichungen und Studien vor, die bestätigen, dass die Wirkstoffe sowohl zur Vorbeugung als auch zur Heilung vieler Krankheiten geeignet sind. Allerdings wurden bei einigen Untersuchungen nur Tiere beziehungsweise nur sehr wenige menschliche Probanden getestet. Nicht alle veröffentlichten Ergebnisse sind also auch hundertprozentig zuverlässig und allgemeingültig.

Die ayurvedische Medizin schätzt Kurkuma als natürliches Antibiotikum und »heißes« Gewürz, das reinigt, energetisiert und wärmt. Man kombiniert es gern mit Pfeffer und Ingwer. Kurkuma soll das Verdauungsfeuer (Agni) entfachen. Sie wird der Lebensenergie Pitta (Feuer und Wasser) zugeordnet. Man setzt sie vor allem gegen folgende Leiden ein: innerlich gegen Asthma, Bronchitis, Erkältungen, Husten, denn sie wirkt auswurffördernd; gegen Allergien, Magen-, Gallenblasen- und Leberprobleme, vor allem gegen Gelbsucht, gegen Magersucht, Menstruationsbeschwerden, rheumatische Beschwerden, Nasennebenhöhlenentzündungen, Stirnhöhlenentzündungen; zur Verbesserung der Darmflora; ganz allgemein gegen Infektionen und Fieber. Äußerlich gegen Prellungen, Blutsaugerbisse, Augenentzündungen und schlecht heilende Wunden, zum Beispiel bei Diabetikern. In Indien sind Pflaster mit einer Kurkumabeschichtung erhältlich, die Wunden besonders schnell schließen und heilen.

In der chinesischen Pflanzenheilkunde werden mit Kurkuma folgende Leiden bekämpft oder therapiert: innerlich die Fadenpilzerkrankung, Magenprobleme, Zahnschmerzen, Koliken und Menstruationsstörungen, auch Depressionen, äußerlich Quetschungen und Hautabschürfungen.

Überall in Asien setzt man sie gegen Entzündungen ein.

Entzündungen hemmen

In der westlichen Medizin ist Kurkuma vorwiegend als verdauungsfördern-des, die Leber stärkendes und die Gallenflüssigkeit stimulierendes Mittel be-kannt, ebenso als Verstärker des Immunsystems. Auch bei uns dient sie als Entzündungshemmer.

Kurkuma besitzt die Fähigkeit, Entzündungen zu bekämpfen, weil sie den Histaminspiegel senkt und möglicherweise sogar die Nebennieren zu ver-mehrter Cortisolproduktion anregt. Künstlich wird Cortisol als Cortison ver-abreicht, dann allerdings mit starken Nebenwirkungen. Cortisol hingegen ist eine körpereigene, daher unschädliche entzündungshemmende Substanz.

Die Verminderung von Entzündungen durch den Verzehr von Kurkuma sieht man übrigens zugleich als Ursache für die krebshemmende Wirkung des Gewürzes.

Magenschleimhautentzündung, Magen- und Darmgeschwüre und das Reiz-darmsyndrom werden durch Kurkuma positiv beeinflusst. Es wird empfoh-len, nach einer chronischen Gallenblasenentzündung, nach überstandener Leberentzündung (Hepatitis) und Malaria verstärkt Kurkuma zu verzehren, weil das den Heilungsprozess beschleunigt. Überhaupt unterstützt Kurku-ma die Heilung.

Wissenschaftliche Untersuchungen haben bewiesen, dass das Gewürz die Ausschüttung von Gallensaft steigert und so die Fettverbrennung unter-stützt. Die Bezeichnung »Fatburner« ist also korrekt.

Es verhindert Fettablagerungen in den Arterien und kann daher gegen Thrombosen, gegen Schlaganfall und Herzinfarkt vorbeugen. Außerdem kann es die Neubildung von Blut anregen und die Blutwerte verbessern, weil es die Aufnahme von Sauerstoff optimiert. Es senkt die Cholesterinwerte, und es hemmt das Wachstum von Bakterien, Viren und Pilzen.

Sogar gegen Osteoporose wird Kurkuma eingesetzt, denn das Curcumin baut Zellen ab, welche die Knochensubstanz angreifen. Bei Arthrose und rheumatischen Schmerzen oder anderen Schmerzen, auch bei Muskelkater, kann es die Beschwerden lindern. Um Muskelkater vorzubeugen, sollte man direkt vor der körperlichen Anstrengung Kurkuma verzehren.

Das Gewürz stärkt Nerven und Gedächtnis und wirkt »entgiftend« auf die Seele. Erstaunlicherweise verbessert es den Geruchssinn.

Äußerlich wird es auch in der westlichen Medizin gegen entzündliche Hauterkrankungen verwandt, unter anderem gegen Hämorrhoiden, Gürtelrose und Juckreiz.

Gegen Demenz vorbeugen

Großes Aufsehen erregte die Meldung, dass Kurkuma gegen Multiple Sklerose, Demenz und die Alzheimer'sche Krankheit vorbeugen soll. Curcumin vermag die Blut-Hirn-Schranke zu passieren. Das heißt, es kann Nervenzellen im Gehirn vor freien Radikalen und anderen negativen Einflüssen schützen. Auch gegen die Entstehung von Eiweißablagerungen im Gehirn kann es wirken.

In ihrem »Ernährungsratgeber Demenz« lobt die Diplom-Ökotrophologin Miriam Schaufler ausdrücklich die Kurkuma und empfiehlt ihren regelmäßigen Verzehr. Sie betont, dass »... in den Heimatländern der Pflanze, in denen viel Kurkuma verwendet wird, viel weniger Menschen an Demenz

erkranken als bei uns.« Aber sie schränkt ein. Die wissenschaftliche For-
schung zur Wirkung von Kurkuma gegen Demenz stecke noch in den Kin-
derschuhen.

Es muss also noch etwas Zeit verstreichen, bis dies wirklich zuverlässig bewiesen ist.

Thema Fettleber

Dass zu viel Alkohol- und Medikamentenkonsum die Leber schädigt, weiß
jedes Kind. Der größte Feind der Leber aber ist die Ernährungs- und Lebens-
weise des 21. Jahrhunderts: In den westlichen Industrienationen leidet jeder dritte bis vierte Erwachsene über 40 Jahren an einer Fettleber, besonders
bei Übergewicht, aber nicht nur dann. Die Fachärztin für Innere Medizin
und Ernährungsmedizin Professor Dr. Julia Seiderer-Nack setzt sich in ihrem
Buch »So kriegt die Leber ihr Fett weg« mit diesem Problem auseinander, sie
empfiehlt »Zehn Schritte aus der Fettleber-Falle«. Zu diesen zehn Schritten
gehört der Tipp, viel zu trinken, durchaus auch Kaffee – eine gute Nachricht
für Menschen, die das Getränk lieben. Eine weitere Empfehlung lautet, sich
vor Fruktose in Acht zu nehmen. Denn Fruktose (Fruchtzucker) schade der
Leber nachhaltig, weil sie den Fettaufbau fördere und das natürliche Sätti-
gungsgefühl aus dem Gleichgewicht bringe. Sie warnt sogar vor zu viel puren
Obstsäften und Smoothies. Besser sei es, frisches Obst in seiner ganzen Form
mit all seinen Ballast- und Pflanzenstoffen zu genießen.

Zur naturheilkundlichen Revitalisierung der Leber führt sie unter anderem
die Kurkuma an. Dieses Gewürz werde in der ayurvedischen Medizin schon

*Kurkuma hat auch eine positive Wirkung auf
die Revitalisierung der Leber.
Hierbei kann ein Lebertrank sehr hilfreich sein.*

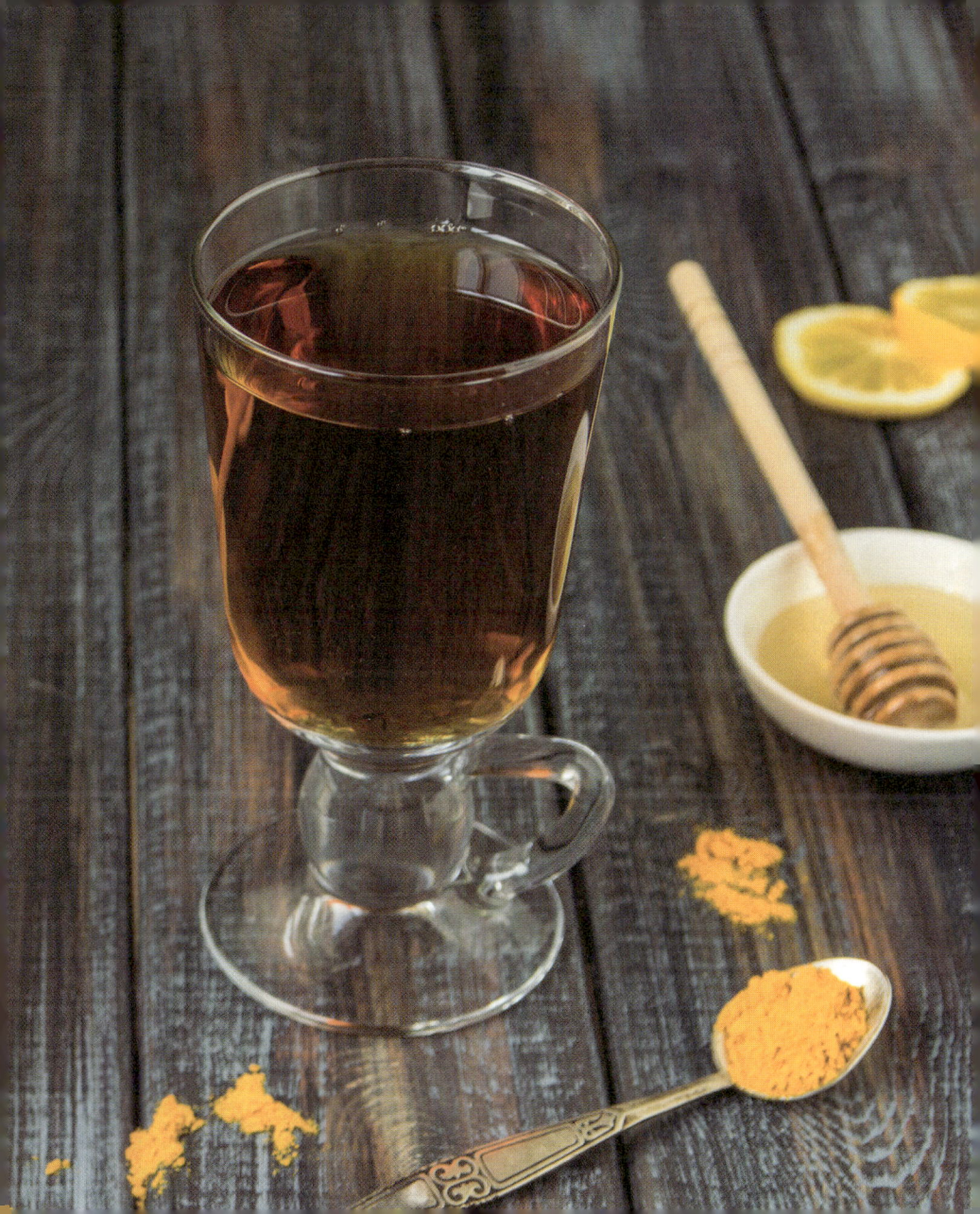

seit Jahrhunderten bei Gallenblasen- und Leberbeschwerden eingesetzt. Der gelbe Farbstoff (das Curcumin) zeige neben den bekannten positiven Effekten auf die Verdauung und die Produktion von Gallenflüssigkeit antientzündliche Eigenschaften im Zusammenhang mit rheumatischen Gelenkbeschwerden. Und: »In Tierversuchen haben Forscher auch den Einfluss von Curcumin auf die Entzündungsprozesse in der Leber und den Gallenwegen untersucht und festgestellt, dass Curcumin durch antioxidative Eigenschaften auch leberschützende Eigenschaften besitzt, den bindegewebigen Umbau bremsen kann und zudem zu einer Senkung der Blutfettwerte (LDL) führt ... Curcumin ist also ein vielseitiger und vielversprechender Leberschutzstoff, der derzeit in klinischen Studien weiter untersucht wird.« Es folgt ein Rezept für einen Trank zur Entlastung der Leber.

Leber-Trank

Zur Entlastung der Leber werden Mariendistelpräparate empfohlen, die leider bei manchen Menschen nicht recht anschlagen. Für sie, aber auch für alle anderen, die ihrem größten Entgiftungsorgan einen Dienst erweisen möchten, folgendes Rezept:

2 Prisen Kurkumapulver
1 Prise frisch gemahlener schwarzer Pfeffer
Saft von ½ Biozitrone
etwas Honig oder Ahornsirup
125 ml abgekochtes, lauwarmes Wasser

Die Zutaten miteinander vermischen und morgens auf nüchternen Magen trinken, eventuell abends noch einmal. Dies über einige Wochen hinweg praktizieren.

Kurkuma gegen Krebs

Der regelmäßige Verzehr oder die regelmäßige Einnahme von Kurkuma kann zur Vorbeugung und als Begleiter einer Therapie gegen Krebs sehr empfehlenswert sein, wobei bei einer Krebsbehandlung immer ein Arzt konsultiert werden muss. Labortests mit Tieren bestätigten eine hemmende Wirkung bei verschiedenen Krebsarten. Auch in einem fortgeschrittenen Stadium verringerte sich die Metastasenbildung nachweislich. Grund dafür ist, dass das Curcumin krebserregende freie Radikale zerstört und das Immunsystem positiv beeinflusst, weil es das Wachstum von T-Lymphozyten eindämmt. Zudem verhindert der Wirkstoff, dass sich Krebszellen teilen und dass sich ein Tumor eine eigene Blutzufuhr schafft.

In Indien, wo Kurkuma zu den Grundnahrungsmitteln gehört, treten bestimmte Krebsarten wesentlich seltener auf als im Westen. Allerdings spielt dabei nicht nur der regelmäßige Verzehr von Kurkuma eine Rolle, sondern noch zusätzliche Faktoren: Inder sind häufig Vegetarier, konsumieren also kein Fleisch. Außerdem essen sie sowieso weniger als wir und leiden seltener an Übergewicht. Damit entfallen zwei wichtige potenzielle Krebsauslöser. Zudem werden Westler meist älter als Inder, und je älter jemand ist, desto höher ist sein Risiko, an Krebs zu erkranken.

Curcumin ist nicht giftig, es werden hohe Dosen davon vertragen. Das stellt einen großen Vorteil gegenüber den meisten Arzneimitteln dar, die gegen Krebs eingesetzt werden und die häufig für den gesamten Körper sehr giftig sind. Vorsicht ist allerdings geboten, wenn jemand Blutverdünner einnimmt: Curcumin kann die Wirkung verstärken, denn es behindert die Blutgerinnung. Auch Menschen mit Gallenblasenproblemen oder Gallensteinen sollten besser vorsichtig sein und sich mit ihrem Arzt absprechen.

In ihrem viel gelesenen Buch »Krebszellen mögen keine Himbeeren« empfehlen die Autoren in einem ausführlichen Kapitel Kurkuma als krebshemmendes Lebensmittel. Sie sind beide Krebsspezialisten: Professor Dr. Richard Béliveau zählt zu den weltweit führenden Medizinern im Bereich der Krebsforschung. Dr. Denis Gingras ist Krebsforscher an einem Labor für Molekularmedizin. Beide leben und arbeiten in Montreal in Kanada.

Sie schreiben, dass Kurkuma und ihr aktiver Hauptbestandteil, das Curcumin, zahlreiche krebshemmende Eigenschaften besitzen: »Curcumin weist mehrere pharmakologisch interessante Eigenschaften auf, es senkt das Thromboserisiko, wirkt hypocholesterolämisch (senkt die Cholesterinwerte, I.D.) und antioxidativ (schützt den Körper vor oxidativem Stress, I.D.), seine Wirkung ist der von Vitamin E um ein Vielfaches überlegen und besitzt außerdem ein sehr hohes antikarzinogenes (gegen Krebs wirkendes, I.D.) Potenzial.«

Die krebshemmende Wirkung von Curcumin wurde bei Versuchstieren im Labor eindeutig nachgewiesen. Zum Beispiel zeigte sich bei einer Maus, die spontan Polypen im Magen-Darm-Trakt entwickelte (ein wichtiger Risikofaktor für Dickdarmkrebs auch beim Menschen), dass das Wachsen dieser Polypen durch die Gabe von Curcumin deutlich verlangsamt werden konnte, nämlich um 40 Prozent. »Das deutet darauf hin, dass durch Kurkuma in der Ernährung von Menschen, die diese Polypen bereits aufweisen, verhindert werden kann, dass sie zu einem weiter fortgeschrittenen Krebsstadium degenerieren.«

In einer Studie über die Wirkung von Curcumin, das von Menschen eingenommen wurde, zeigte sich ein deutlicher Rückgang von Entzündungsmolekülen im Blut der Versuchspersonen. Curcumin ist unschädlich, synthetische Entzündungshemmer können hingegen unangenehme Nebenwirkungen haben.

Die beiden Krebsforscher weisen darauf hin, dass »die relativ schwache Bioverfügbarkeit« des Curcumin durch die Kombination mit dem Piperin des schwarzen Pfeffers drastisch verbessert wird: »Die Anwesenheit von Piperin erhöht die Menge des resorbierten (aufgenommenen, I.D.) Curcumins um das Tausendfache.«

So stelle die tägliche Zugabe nur eines Teelöffels Kurkuma plus Pfeffer beispielsweise zu Suppen, Salatsoßen und Nudelgerichten eine einfache, schnelle und preiswerte Methode dar, sich vor Krebs zu schützen.

Als weitere Nahrungsmittel, die gegen Krebserkrankungen vorbeugen oder wirken können, nennen die Autoren Himbeeren – wie der Titel ihres Buches schon sagt. Ebenso wirksam seien Blaubeeren und andere Beeren, Tomaten oder Tomatenmark, Brokkoli, Brunnenkresse, Spinat, Petersilie, Kohl und anderes grünes Gemüse, Zitrusfrüchte, Nüsse, Leinsamen, Sojaprodukte wie Tofu, Miso, Sojasoße, Sojamilch und vor allem Knoblauch. Von Getränken wie grünem Tee und Kakao (in Maßen) halten sie ebenfalls viel.

Sie halten eine vegetarische Ernährung für sehr gesundheitszuträglich, denn: »(Man) darf nie vergessen, dass unser Stoffwechsel, das heißt die Art, wie wir

Nahrungsmittel verdauen, ein Erbe unserer Vorfahren, der Menschenaffen, ist, die sich fast ausschließlich von den Pflanzen ihrer Umgebung ernährten. Unser Organismus ist daher weiterhin grundlegend auf pflanzliche Nahrung angewiesen, um reibungslos zu funktionieren, auch wenn wir im Lauf der Evolution Nahrungsmittel tierischer Herkunft in unsere Ernährung aufgenommen haben.«

Vor allem sogenanntes rotes Fleisch, das heißt Rind, Lamm und Schwein, sei nicht empfehlenswert.

Weitere Tipps: Nicht rauchen, auf ausreichend Vitamin D (-Zufuhr), viel Bewegung, ausreichend Schlaf und »die Linie« achten, wenig Zucker, Salz und Alkohol konsumieren, sich vor verschmutzter Luft und Umweltgiften schützen. Diese Hinweise und das Zitat stammen aus dem »Großen Buch der Prävention«, dem zweiten Band ihres Bestsellers.

Die beiden kanadischen Krebsforscher haben ihre bahnbrechende Arbeit durch ihre mit vielen praktischen Hinweisen versehenen Bücher einem breiten Publikum zugänglich gemacht. Dass sie den Wert von Knoblauch, Ingwer, Zimt, Chili, Anis, Koriander, Gewürznelke, vor allem aber von Kurkuma in der Vorsorge und Behandlung von Krebserkrankungen so stark betonen, zeigt, welch eine wunderbare alternativmedizinische Richtung die Gewürzheilkunde ist.

Darreichungsformen

Sie können Kurkuma auf verschiedene Weise konsumieren bzw. anwenden. Zunächst einmal gibt es den frischen Wurzelstock (das frische Rhizom) im Gemüse- oder Gewürzfachhandel zu kaufen. Es sieht ganz ähnlich aus wie frischer Ingwer und wird genauso zubereitet:

- Schälen und raspeln oder in dünne Scheiben oder kleine Würfelchen schneiden.
- Mit etwas Pflanzenöl vermischen, dann mit den anderen Zutaten für das jeweilige Getränk oder Gericht weitermachen.
- Zum Schluss frisch gemahlenen schwarzen Pfeffer hinzufügen, damit das wertvolle und heilkräftige Curcumin voll zum Tragen kommt.

Möglich ist auch, klein geschnittene frische Kurkuma mit anderen Gewürzen in einem Mörser zu einer »Curry«-Paste zu verarbeiten. So macht man es in Thailand, dort ist die Kurkuma der hauptsächliche Bestandteil der gelben pastösen Curry- oder Masalamischung. Ein Rezept mit einer Anleitung finden Sie auf Seite 108 f.

Einfacher, aber genauso wirksam oder wirkungsvoll geht alles mit Kurkumapulver. Es sollte aus einer zuverlässigen Quelle kommen, damit die Qualität gesichert ist, sollte also im Naturkostgeschäft, Reformhaus oder guten Fachhandel gekauft werden. Das Tütchen, das Glas oder die Dose mit dem Pulver dunkel lagern und immer wieder gut verschließen, so hält es sich einige Monate lang, bis zu zwölf Monate.

Die Anwendung ist die gleiche wie bei der frischen Kurkuma: Mit Pflanzenöl vermengen, dann die anderen Zutaten für das jeweilige Getränk oder Gericht wie gewohnt verarbeiten, zum Schluss frisch gemahlenen schwarzen Pfeffer hinzufügen.

Dadurch, dass sie jeden Tag Kurkuma über das Essen zu sich zu nehmen, schützen sich die Inder vor einigen »westlichen« Zivilisationskrankheiten (häufig übrigens, ohne dass ihnen das bewusst ist). Genauso können Sie es machen; dies ist der einfachste und natürlichste Weg, in den Genuss der Heilkräfte des Gewürzes zu kommen. Dabei muss die Menge gar nicht groß sein: etwa ein leicht gehäufter Teelöffel reicht. Aber es ist wichtig, diese Menge regelmäßig, möglichst jeden Tag zu sich zu nehmen.

Wenn Kurkumapulver für äußerliche Anwendungen genutzt wird, wenn es zum Beispiel einem Körperpuder oder einer Creme hinzugefügt werden soll, ist kein Pfeffer vonnöten.

Seit einigen Jahren werden auch Kapseln zur Einnahme angeboten, die mit Kurkumapulver gefüllt sind, manchmal zusätzlich mit etwas schwarzem Pfeffer. Dies ist eine praktische Alternative, falls jemand den Kurkumageschmack nicht mag. Die Kapseln werden mit Wasser, Milch oder einem anderen Getränk geschluckt. Sie sind in der Apotheke, im Gewürzfachhandel und über das Internet erhältlich. Eine Netzadresse finden Sie im Anhang dieses Buches.

Eine weitere »Darreichungsform«, die sich allerdings nur für die äußerliche Anwendung eignet, ist das ätherische Öl der Kurkuma. Es kann mit einem neutralen Pflanzenöl, zum Beispiel mit Mandelöl, verdünnt und auf die entsprechenden Körperstellen aufgetragen werden. Die gelbe Farbe darin ist weniger wirksam als bei frischer Kurkuma oder Kurkumapulver, sie verfärbt also die Haut nicht oder nur wenig.

Kurkumaöl ist im deutschsprachigen Raum nur schwer erhältlich, jedenfalls zu dem Zeitpunkt, an dem dieses Buch erscheint. Das wird sich wohl im Lau-

*Kurkumapulver kann
auch in Kapseln
eingenommen werden.*

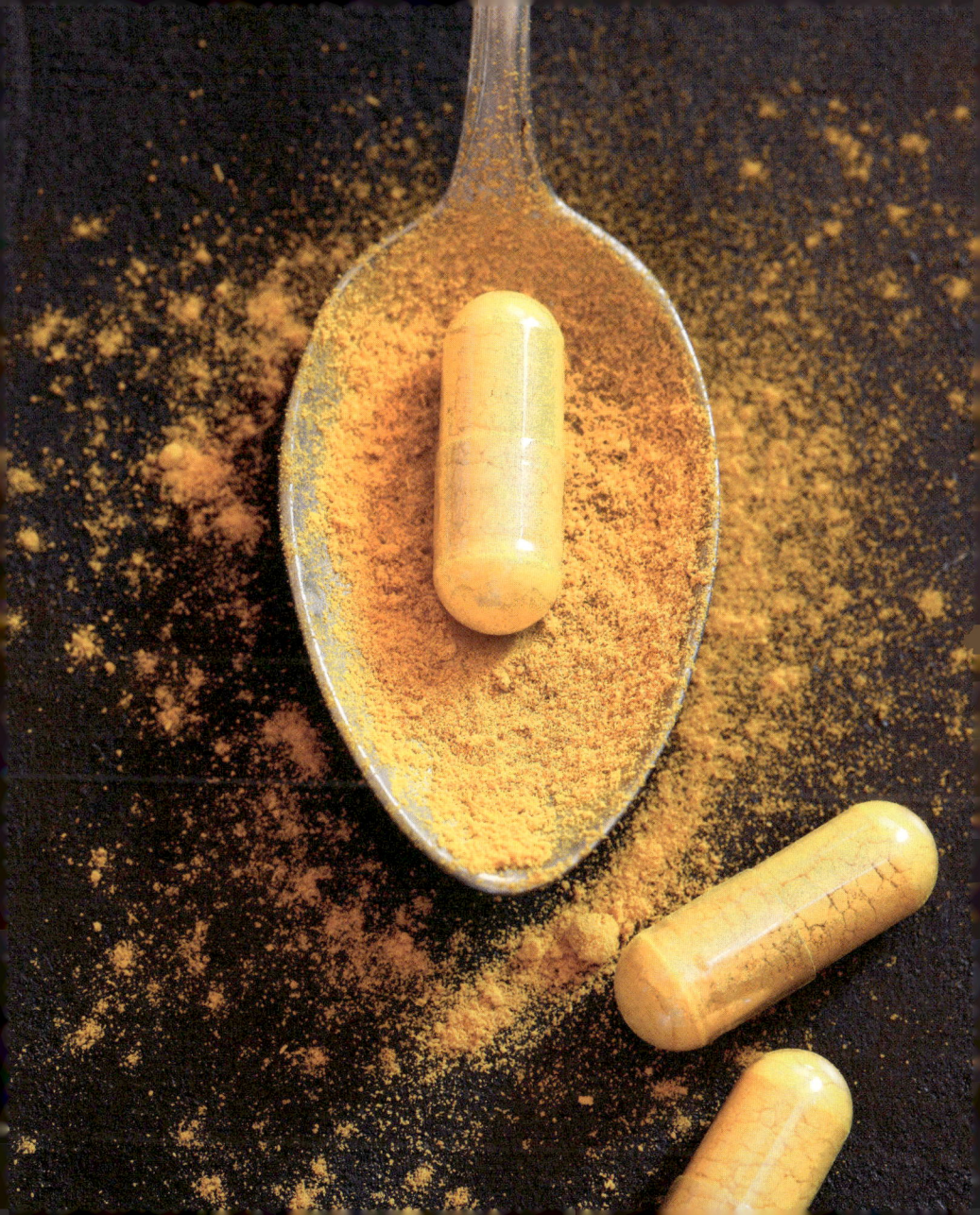

fe der Zeit ändern, denn die Nachfrage danach steigt. Die Seminarleiterin von Primavera, einer deutschen Firma, die hervorragende ätherische Öle herstellt und vertreibt, weiß, dass Kurkumaöl vor allem in der ayurvedischen Medizin, aber auch in der französischen Aromatherapie geschätzt wird. Es ist normalerweise sehr gut verträglich. Die Wirkung soll stark entzündungshemmend sein, zum Beispiel bei einer Kolitis. Weiterhin soll es die Verdauung fördern und gegen Blähungen eingesetzt werden können (Bauchmassage).

Das Öl soll die Haut regenerieren und die Wundheilung unterstützen. Sogar gegen Krebs soll es helfen. Wichtig zu wissen ist, dass die Wirkungen des ätherischen Öls von denen des Gewürzes selbst leicht abweichen, also des Gewürzes, das man verzehrt.

Nach Julia Lawless in ihrer »Illustrierten Enzyklopädie der Aromaöle« erfolgt die Herstellung durch Dampfdestillation aus dem gekochten, gereinigten und an der Sonne getrockneten Wurzelstock. Vor allem in Indien, China und Japan werde dieses Öl destilliert, in geringem Maße auch in Europa und den USA. Es werde in der Parfumindustrie als Bestandteil orientalisch anmutender Düfte verwendet.

Für die Aromatherapie sei es meist unbedenklich, es halte sich aber nicht sehr lange. Vor allem eigne es sich zum Einsatz gegen Arthritis, Rheumatismus, Muskelschmerzen, Appetitlosigkeit und eine träge Verdauung.

Folgende Wirkungsweisen führt sie auf: abführend, antiarthritisch, anregend, bakterienvernichtend, den Blutdruck senkend, aber andererseits durchblutungsfördernd, entzündungshemmend, harn- und galletreibend, insektizid, schmerzstillend und verdauungsfördernd.

Also ein sanft wirkendes, vielseitig einsetzbares Öl, das hoffentlich bald auch bei uns erhältlich sein wird.

Eine Massage mit verdünntem ätherischem Kurkumaöl entspannt und hilft bei Beschwerden im Verdauungstrakt.

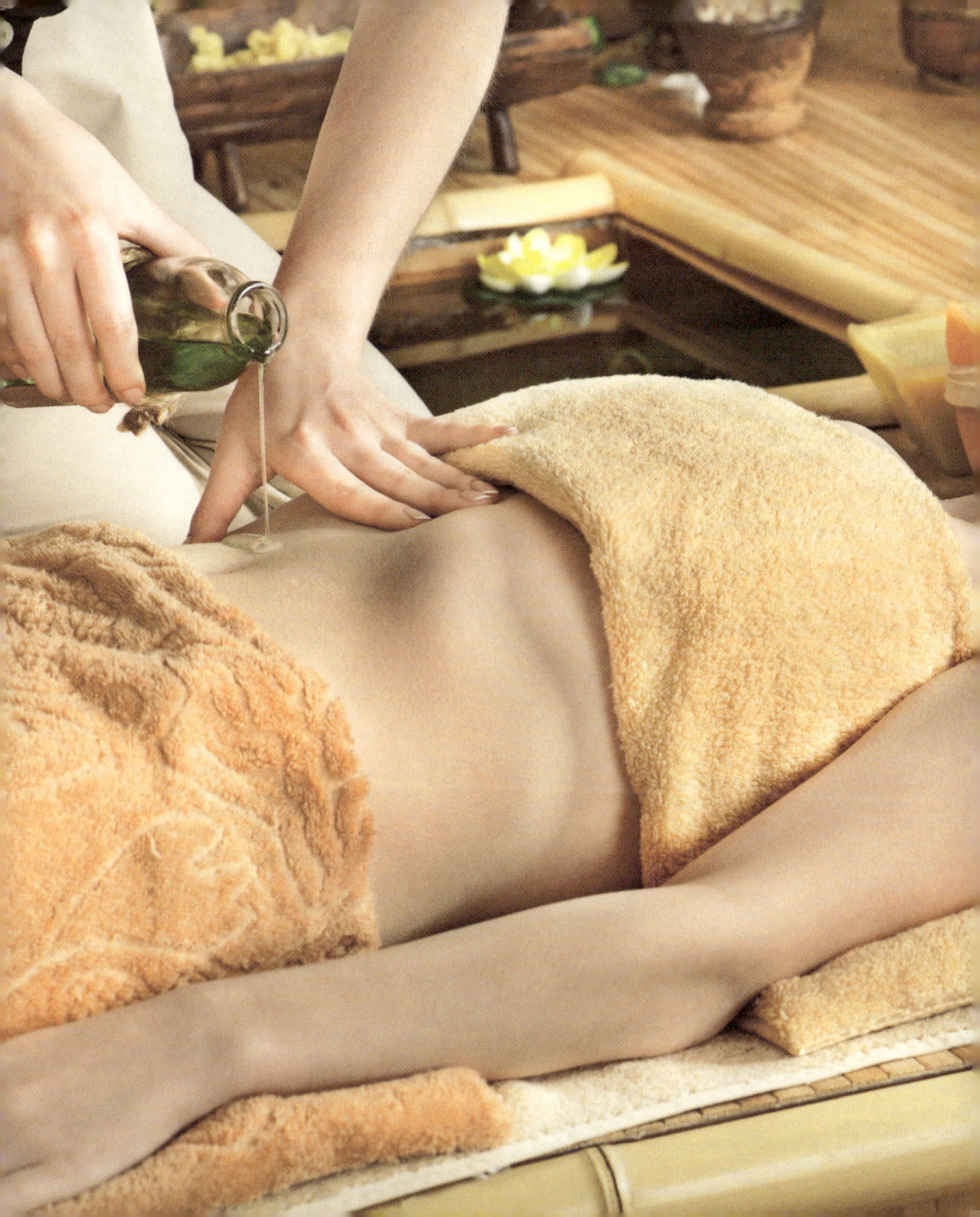

Dann gibt es noch eine homöopathische Zubereitung von der Kurkuma. Sie wird aus nach der Ernte gebrühten und getrockneten Wurzelstöcken hergestellt, der Name lautet Curcuma longa. Es liegen dazu noch keine oder nur unzureichende Untersuchungen vor. Deswegen basieren die Anwendungsbereiche auf Symptomen aus der Pflanzenheilkunde. Die wichtigsten Einsatzgebiete sind Beschwerden im Magen-Darm-Trakt, Erkrankungen von Leber und Gallenblase, von Nieren, Augen und Haut.

Die Firma Weleda bietet ein Heilmittel zur Anregung der Gallebildung an, das aus Auszügen von Kurkuma und Schöllkraut besteht. Die Tropfen werden nach dem Essen mit Wasser verdünnt eingenommen.
In einem Gespräch sagt der Chef einer renommierten, auf Naturheilkunde spezialisierten Münchner Apotheke, ihm fielen sonst spontan keine (die Wirkstoffe von) Kurkuma enthaltenden Medikamente ein. Kurkumakapseln aber habe er im Angebot.

Anwendungsvorschläge

Die innerliche Anwendung von Kurkuma bedarf normalerweise keiner allzu umfangreichen Erklärung. Entweder nimmt man die Kapseln ein oder man verzehrt das frische Gewürz beziehungsweise das Pulver. Dazu finden Sie Informationen und Rezepte im letzten Teil des Buches (ab Seite 108). Was aber die äußerliche Anwendung betrifft – da besteht wahrscheinlich der Wunsch, dass man Ihnen noch ein bisschen auf die Sprünge hilft. Erwiesenermaßen wirkt Kurkuma gegen Hautprobleme, und zwar wegen ihrer antibakteriellen und entzündungshemmenden Eigenschaften; außerdem als Gegner der freien Radikale, die die Zellstruktur schädigen. Und schließlich stimuliert sie gesunde Zellen, erhält gesunde Zelleigenschaften und hemmt die Entwicklung schlechter Zelleigenschaften. Weiterhin kann sie von außen Schmerzen lindern, zum Beispiel bei Arthrose, und beruhigen, zum Beispiel bei einer Magen-Darm-Erkrankung.

Hier noch einmal die Leiden, bei denen äußerliche Anwendungen von Kurkuma im Ayurveda und in der Traditionellen Chinesischen Medizin durchgeführt werden: Prellungen, Blutsaugerbisse, schlecht heilende Wunden, zum Beispiel bei Diabetikern, Hämorrhoiden, Quetschungen, Hautabschürfungen, Juckreiz, allgemein zum Eindämmen von entzündlichen Hauterkrankungen.

Nebenwirkungen sind bei einer äußerlichen Anwendung nicht zu erwarten, außer dass sich die behandelte Stelle vorübergehend gelb färbt. Weil das Gewürz aber fettlöslich ist, können Sie nach der Anwendung die Farbreste mit einem in Pflanzenöl, zum Beispiel Mandelöl, getunkten Wattebausch entfernen oder mindestens teilweise entfernen. Im Übrigen hat die Haut nach zwei bis drei Wasch- oder Duschgängen ohnehin ihre Originalfarbe wieder.

Wenn die Körperhaut zum Beispiel durch Schwitzen gereizt ist, können Sie sie nach dem Duschen oder Waschen mit unparfümiertem Körperpuder bestäuben, dem ein wenig Kurkumapulver beigegeben wurde.

Bei gereizter oder leicht entzündeter Gesichtshaut können Sie nach dem gewohnten abendlichen Reinigungsritual Ihre Nachtcreme mit einer Prise Kurkumapulver versetzen. Eine andere Möglichkeit ist, Joghurt und Kurkuma zu mischen und diese Mixtur statt einer Nachtcreme zu verwenden. Legen Sie in beiden Fällen ein Mulltuch oder ein frisches Handtuch auf das Kopfkissen, damit der Bezug sich nicht verfärbt.

Auf diese oder ähnliche Weise können Sie experimentieren und herausfinden, wie und in welchen Dosen Sie Kurkuma äußerlich vertragen.

Das folgende Rezept wird ausdrücklich gegen Neurodermitis, juckende, entzündete oder unreine Haut empfohlen:

Kurkuma gegen entzündete Haut

1 EL für die Haut geeignetes Pflanzenöl, zum Beispiel Mandelöl
1 gestrichener TL Kurkumapulver

Öl und Kurkumapulver miteinander vermischen, die Mixtur auf die entsprechenden Hautstellen auftragen. Eventuell locker abdecken, damit keine Flecken entstehen. Mindestens ½ Stunde lang einwirken lassen. Danach mit warmem Wasser abwaschen und die Reste mit einem in Mandelöl getunkten Wattebausch entfernen.

Eine Alternative ist, Aloe-Vera-Gel mit etwas Kurkumapulver zu vermischen und auf eine Stelle aufzutragen, die Beschwerden verursacht, zum Beispiel ein Lippenbläschen oder Hämorrhoiden. Etwa 20 Minuten einwirken lassen, dann mit warmem Wasser abwaschen.

Aromatherapie mit Kurkumaöl

Vielleicht kommen Sie ja während einer Reise nach Frankreich oder Indien an das ätherische Öl der Kurkuma. Dann können Sie es mit einem Hautöl oder einer Lotion verdünnen und für eine Massage gegen Arthrose, Arthritis, rheumatische Schmerzen, Muskelkater oder Beschwerden im Bauchraum verwenden. In der Duftlampe wirkt es anregend und hellt die Psyche auf. Es harmoniert gut mit anderen Gewürzölen, es ist also für entsprechende Duftkompositionen geeignet.

Kurkuma-Gewürzmilch

Auch von innen hilft Kurkuma, mit Hautproblemen zurechtzukommen. Daher sollte sie zusätzlich zu äußerlichen Behandlungen auch regelmäßig verzehrt werden. Trinken können Sie sie ebenfalls. Sie könnten über einen längeren Zeitraum regelmäßig einmal täglich vor einer Mahlzeit folgende

Gewürzmilch zu sich nehmen. Sie schmeckt ausgezeichnet, kann also regelrecht als Aperitif gelten, und lindert zudem chronische Darm-, Leber- und Gallenblasenprobleme.

Die Mengenangaben gelten für einen Becher Gewürzmilch.

½ Becher Milch (statt Kuhmilch darf auch Sojamilch,
Nussmilch o. Ä. genommen werden)
½ Becher Wasser
2 Messerspitzen Kurkumapulver
1 Prise frisch gemahlener schwarzer Pfeffer
1 TL Honig (darf auch wegfallen)

Milch mit Wasser in einem Topf erhitzen, aber nicht kochen. Kurkumapulver und Pfeffer einrühren, das Getränk auf lauwarm abkühlen lassen. Mit Honig süßen.

Die Heilkräfte des Honigs sind hitzeempfindlich, deswegen nicht in ein heißes Getränk oder eine heiße Mahlzeit mischen. Wenn Sie die Gewürzmilch heiß trinken wollen, dürfen Sie den Honig weglassen.

»Goldene Milch«

Hier ein weiteres Rezept für eine Gewürzmilch, die von der Autorin des Buches »Ernährungsratgeber Demenz«, Miriam Schaufler, besonders empfohlen wird. (Übernahme des Rezeptes mit freundlicher Genehmigung).
Hier gelten die Mengenangaben für zwei Becher.

Die »Goldene Milch« ist eine Gewürzmilch,
die neben Kurkumapulver unter
anderem auch Ingwer und Zimt enthält.

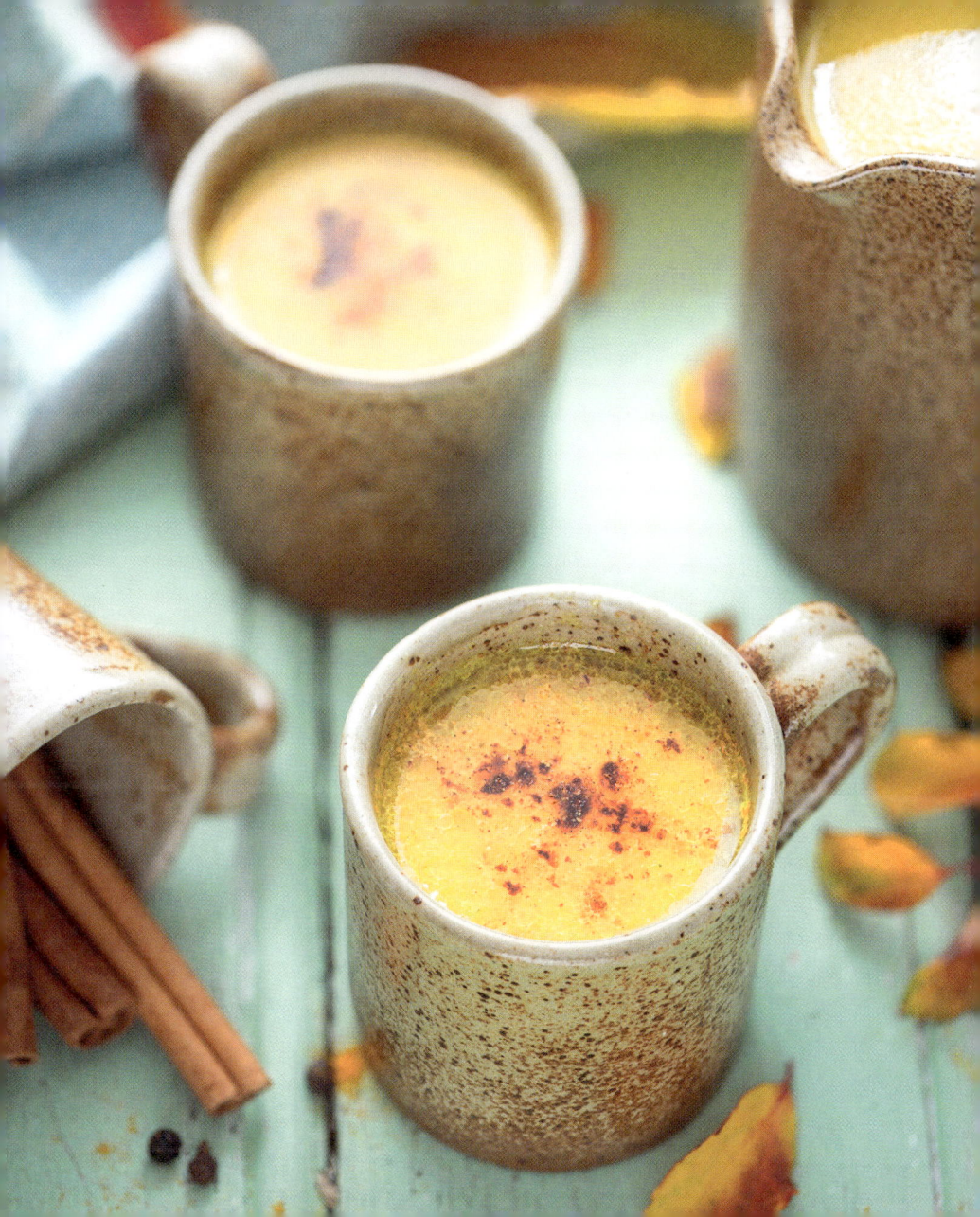

1 EL Kurkumapulver

120 ml Wasser

1 Stückchen frischer Ingwer, daumendick und etwa 1 cm lang

etwas frisch geriebene Muskatnuss

350 ml Mandelmilch ohne Zuckerzusatz

1 EL Agavendicksaft oder Ahornsirup

1 Prise Zimtpulver

1 TL natives Kokosöl

1 Prise schwarzer Pfeffer

Kurkumapulver in einen Topf geben, Wasser dazugießen, beides verrühren und erhitzen. Ingwer schälen und in die Flüssigkeit reiben. Muskatnuss ebenfalls dazugeben. Alles so lange unter ständigem Rühren köcheln lassen, bis sich eine aromatisch duftende Paste bildet. Kurkumapaste in ein Schälchen füllen.

Mandelmilch in einem Topf erhitzen, Kurkumapaste mit einem Schneebesen einrühren. Agavendicksaft oder Ahornsirup, Zimt und Kokosöl unterrühren und alles noch etwa zwei Minuten köcheln lassen. Mit Pfeffer würzen und heiß genießen.

Heilerde

Eine sehr gute Möglichkeit, die äußerlich heilenden Eigenschaften von Kurkumapulver zu nutzen, ist, es in Heilerde zu mischen und damit Umschläge oder Masken herzustellen. Unter Heilerde versteht man eine traditionelle, einfache, preiswerte und überaus effektive Therapie, über die Sebastian Kneipp (1821–1897) Folgendes schrieb: »... dass manche Körperschäden und vielerlei Übel durch kein anderes Mittel so schnell und mit solcher Leichtigkeit geheilt werden können als mit Lehm.«

Kneipp verwendete Heilerde vor allem äußerlich, und zwar wenn Umschläge kühlen und ausleiten sollten, zum Beispiel bei Insektenstichen. Man kann sie aber auch einnehmen, dann wirkt sie als sanftes Mittel gegen Darminfektionen, Magenbeschwerden, Sodbrennen, Lebensmittelvergiftungen und vieles andere, auch gegen Verstopfung und Durchfall (bemerkenswerterweise also gegen beides gleichermaßen). Der Cholesterinspiegel wird günstig beeinflusst, eine Diät oder Fastenkur wird damit wohltuend unterstützt.

Mundspülung mit Heilerde plus Kurkuma

Gegen Mundgeruch, Halsschmerzen, Zahnschmerzen und Zahnfleischentzündungen kann man mit einer kleinen Menge in Wasser gerührter Heilerde gurgeln und spülen. Dafür einen Teelöffel voll in ein Glas warmes Wasser einrühren, anwenden und dann ausspucken.

Es kann nicht schaden, der Heilerde etwas Kurkuma und eine Prise schwarzen Pfeffer hinzuzufügen, denn Kurkuma wirkt ja entzündungshemmend. Besonders interessant ist, dass sie außerdem hilft, Quecksilber auszuleiten. Falls also beim Zahnarzt Amalgam entfernt wurde, empfehlen sich zusätzlich zu allen von ihm initiierten anderen Ausleitungsaktivitäten regelmäßige Spülungen dieser Art morgens und abends.

Nicht jeder Lehm, nicht jede Erde ist auch Heilerde. Unsere Vorfahren fanden durch Versuch und Irrtum heraus, welche Arten von Erde sich für gesundheitliche Zwecke besonders eigneten. Die frühen Menschen betrachteten die Erde als ein Geschenk der Götter, sie heilten nicht nur damit, sondern sie färbten und bemalten ihre Körper für besondere Rituale mit Erde genau wie mit Pflanzenfarben, zum Beispiel mit Kurkuma.

In den Hochkulturen Chinas, Babyloniens und Indiens wusste man viel über die Heilkraft verschiedener Erden, und man setzte dieses Wissen praktisch ein. Bei uns fand man in Schlesien, Sachsen, Franken und Hessen geeigneten Löss. Er wurde in Rundstücke gepresst und mit einem Siegel versehen, das die Echtheit garantierte. Daher stammt der immer wieder auftauchende Begriff »Siegelerde«.

In der Volksheilkunde besaß Heilerde so lange einen hohen Stellenwert, bis sie im Zuge des Fortschritts in Medizin und Pharmazie vergessen wurde. In letzter Zeit aber gewinnt sie wieder an Bedeutung.

Ein Anhänger von Sebastian Kneipp, Adolf Just (1859–1936), beschäftigte sich theoretisch und praktisch intensiv mit dem Einsatz von Lehm und suchte nach einer Erde, die sich für eine äußerliche wie für eine innerliche Anwendung eignete. Am Ende fand er tatsächlich passende Lössvorkommen. Diesen Löss ließ er sehr fein vermahlen, dann in Öfen bis zu 130 Grad erhitzen und dadurch keimfrei machen. Der Begriff »Heilerde« stammt von Just und darf nur für äußerlich plus innerlich anwendbare Erde genutzt werden. Seine »Luvos-Heilerde« ist die einzige Erde, die in Deutschland eine Arzneizulassung besitzt. Man erhält sie in jeder Apotheke und Drogerie, ebenfalls im Drogeriemarkt, im Naturkostladen und im Reformhaus. Für Just war sie »das beste Heilmittel der Natur«.

Andere Erden, etwa die grünen Erden vulkanischen Ursprungs, die in Frankreich sehr beliebt sind, besitzen keine Arzneizulassung, sie sind aber trotzdem empfehlenswert. Man darf sie nur äußerlich anwenden.

Wird eine Paste aus Heilerde auf die Haut aufgetragen, kleinflächig (Pickel, Insektenstich) oder großflächig per Wickel oder Umschlag zum Beispiel auf den Rücken oder per Maske aufs Gesicht, werden durch den Kältereiz die Muskelspannung gemindert und die Blutgefäße verengt. Das lindert Schmerzen und Entzündungen. Es entsteht eine leichte Saugwirkung, die nicht benötigte Gewebsflüssigkeit nach außen ableitet. Dadurch werden innere Gewebe erwärmt und Kreislauf und Stoffwechsel angeregt. Durch die Saugwirkung gehen zusätzlich Stoffwechselgifte, abgestorbene Hautpartikel und Krankheitserreger in den Gesteinsstaub ein. Falls bakterienhaltiges Wundsekret das Problem ist, nimmt die Heilpaste es auf.

Andererseits gibt die Heilerde Mineralstoffe und Spurenelemente an die Haut ab. Das tut dem Bindegewebe gut, es fördert die Heilung und wirkt geruchsbindend, was bei manchen Geschwüren ein besonders erwünschter Effekt ist.

Die Einnahme von Heilerde bindet Krankheitserreger und Gifte, außerdem hilft sie bei Mineralstoffmangel.

Margot Hellmiß und Falk Scheithauer schreiben in ihrem Buch »Natürlich behandeln mit Heilerde«, eine regelmäßige Einnahme von Löss sei jedem zu empfehlen, besonders, wenn der Darm nicht optimal funktioniert. Die Einnahme bedeute nämlich eine Harmonisierung der Darmflora, eine Entgiftung, Entsäuerung, Entschlackung, Anregung des Stoffwechsels und Stärkung des Immunsystems. Im Zuge einer regelmäßigen Einnahme könne es sogar sein, dass sich Kopf-, Rücken- und Gelenkschmerzen, Allergien, Abgeschlagenheit und andere Beschwerden verabschieden, die manchmal auf eine unerkannte Überforderung des Darms zurückgehen.

Die einzunehmende Heilerde mit Kurkuma zu vermischen, ist nicht unbedingt empfehlenswert. Denn weil die Erde aufsaugen kann, könnte sie auch das aufsaugen, was dem Körper eigentlich guttut. Man sollte also zeitversetzt vorgehen: Zwischen Essen oder auch der Einnahme von Medikamenten einerseits und dem Verzehr von Heilerde andererseits sollte man immer eine gewisse Zeit verstreichen lassen.

Für Maßnahmen wie Wickel oder Masken dürfen Sie jedoch ruhig mit Heilerde plus einer kleinen Menge Kurkumapulver experimentieren. Der einzige eventuell problematische Punkt ist der, dass Kurkuma die Haut verfärbt. Aber bei der Haut, die ein Knie umgibt, ist es wahrscheinlich unproblematisch, wenn sie ein paar Tage lang gelb gefärbt ist. Bei einer Gesichtsmaske aus Heilerde allerdings sollten Sie sich auf eine kleine Prise Kurkuma beschränken.

Wickel/Umschlag mit Heilerde plus Kurkuma

Wie viel Heilerde Sie brauchen, richtet sich nach dem Umfang der Hautfläche, die Sie bedecken wollen. Für einen Pickel oder Insektenbiss, bei denen Sie Schwellung und/oder Schmerzen lindern wollen, braucht es nur etwa so viel, wie auf einen Teelöffel passt, für einen schmerzenden Kniebereich etwa drei gehäufte Esslöffel voll oder mehr. Wenn Sie erst ein paarmal mit Heilerde umgegangen sind, entwickeln Sie ein gutes Augenmaß dafür, auch für die Menge Wasser, die Sie benötigen.

Fügen Sie eine verhältnismäßig kleine Menge Kurkumapulver hinzu, von einer Prise (für einen Teelöffel voll) bis zu einem gestrichenen Esslöffel voll (für drei Esslöffel voll Erde). Geben Sie vorsichtig so viel Wasser hinzu, dass eine dicke Paste entsteht, und tragen Sie diese auf das zu behandelnde Stück Haut auf. Trocknen lassen, eventuell noch länger einwirken lassen, bis zu 20 Minuten. Dann mit lauwarmem Wasser abwaschen, abtrocknen, eventuell eincremen.

Damit keine Flecken entstehen und es nicht bröckelt, können Sie das Knie während der Behandlung erst mit Küchenkrepp und dann mit einem Handtuch umwickeln. Sollte doch etwas gekleckert haben oder sonst verschmutzt sein, lassen Sie es trocknen und bürsten Sie es ab.

Gesichtsmaske mit Heilerde plus Kurkuma

Eine Gesichtsmaske kann beispielsweise die Beschwerden lindern, die nach einem Sonnenbrand auftreten, oder die Haut beruhigen, wenn Pickel und Mitesser entfernt wurden. Hierfür wird ein gehäufter Esslöffel voll Heilerde benötigt, die Menge Kurkumapulver sollte nicht mehr als eine Prise betragen. Wie gerade beschrieben mit wenig Wasser zu einer Paste verarbeiten, auf das Gesicht auftragen, die Augenpartie dabei großzügig aussparen. Bis zu maximal 20 Minuten einwirken lassen, dann mit lauwarmem Wasser gründlich abwaschen. Abtrocknen und eincremen.

Diese Maske kann als Therapie, aber auch als kosmetische Anwendung gelten, womit wir beim nächsten Einsatzbereich von Kurkuma sind.

Kurkuma kosmetisch

Woran denken Sie, wenn Sie den Begriff »Kosmetik« lesen oder hören? An schön geschminkte rote Lippen, mit Puder bestäubte, feinporige Haut, einen betörenden Duft – oder vielleicht an ganz etwas anderes, nämlich an Spritzen und Hautabschleifungen?

Der Begriff »Kosmetik« stammt aus dem Altgriechischen. »Kosmeo« bedeutet »ordnen« und »schmücken«. Er meint Körper- und Schönheitspflege oder die (Wieder-)Herstellung, die Verbesserung und den Erhalt der Schönheit des menschlichen Gesichts und Körpers. Skulpturen und Bilder aus Kulturen wie der Griechenlands und Ägyptens zeigen, dass all dies schon damals eine wichtige Rolle spielte. Man führe sich nur die Darstellungen des wunderschönen Gesichts von Cleopatra vor Augen.

Auch der Duft bzw. das Desodorieren spielte und spielt in der Kosmetik eine wesentliche Rolle.

Im Laufe des 18. Jahrhunderts verbreitete sich in Frankreich die Bezeichnung »cosmétique«, erst um 1850 herum wurde sie im deutschsprachigen Raum eingeführt.

Heute werden Kosmetika oder Körperpflegemittel in fünf Segmente eingeteilt:

- Reinigung, Pflege und Schutz (Seife, Duschgels, Badezusätze, Masken, Cremes, Lotionen, Rasier- und Haarentfernungsmittel, Produkte zum Sonnenschutz und zum Schutz vor Insekten)
- Haarbehandlung (Shampoos, Spülungen, Haarfärbemittel)
- Zahn- und Mundpflege (Zahnpasten, Mundwässer)

Auch in der Kosmetik findet die Kurkuma Anwendung, z. B. hier als Gesichtsmaske.

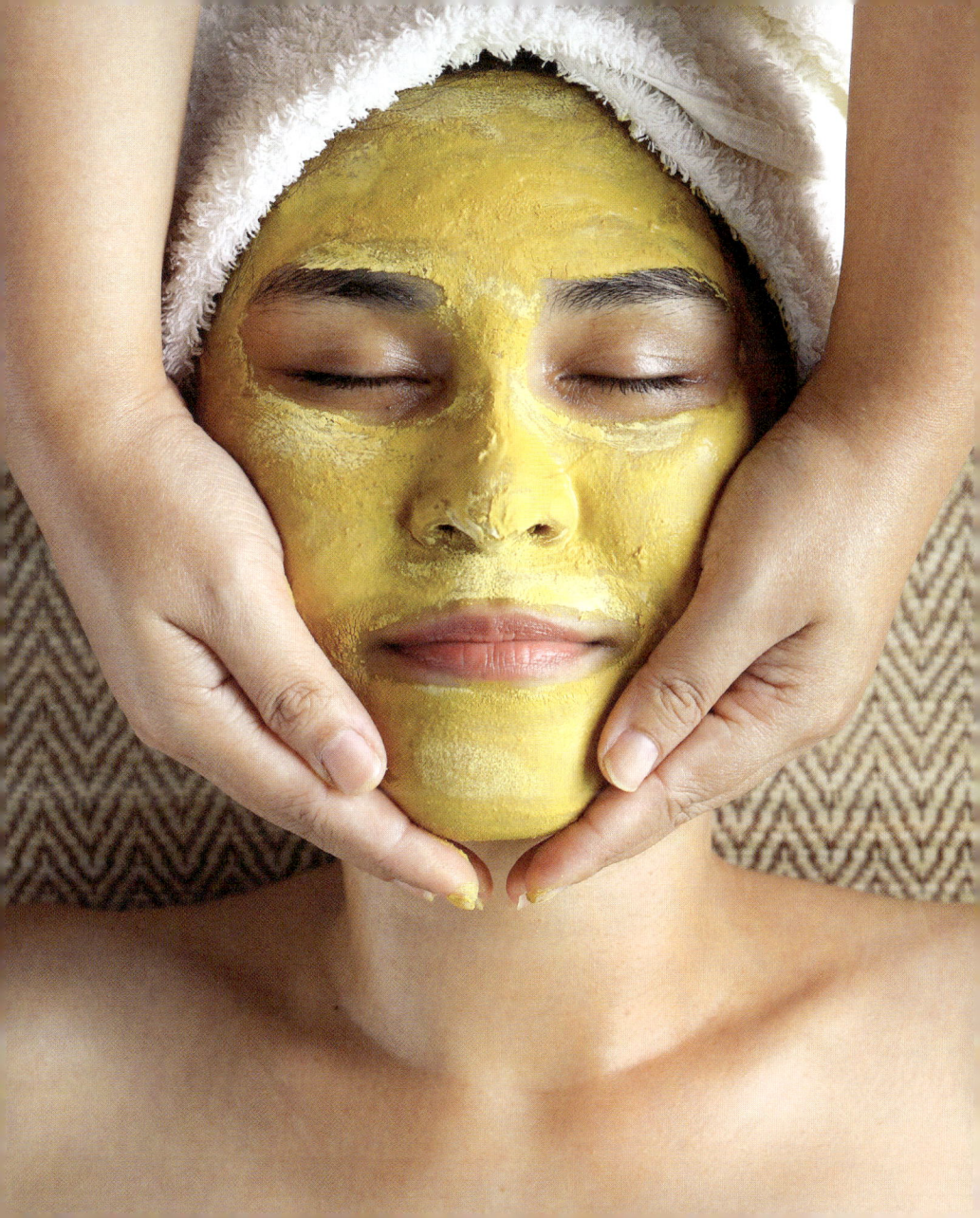

- Beeinflussung des Körpergeruchs (Deodorants, Parfums)
- dekorative Anwendungen (Make-up, Selbstbräuner, Nagellack)

Schon in vorgeschichtlicher Zeit, bei den Naturvölkern und in frühen Hoch-kulturen, wurde Körperbemalung, sprich »Make-up«, praktiziert. (Der englische Begriff make-up bedeutet »Aufmachung«.) Dabei griffen die Menschen in Indien unter anderem auf die Kurkuma zurück. Spätestens im alten Rom und im frühen Christentum gewannen Salben und ätherische Öle, also Parfums, an Bedeutung.

Die Assoziation von »Kosmetik« mit schönen Farben im Gesicht, mit zarter Haut und angenehmen Düften stimmt also hundertprozentig. Spritzen und Hautabschleifungen hingegen gehören in den Bereich der medizinischen Fachkosmetik.

Kurkuma in Form von Pulver oder ätherischem Öl bei Kosmetikprodukten ist in und aus Mitteleuropa noch wenig bekannt, doch hin und wieder wird sie durchaus eingesetzt. Denn Kurkuma wirkt sich positiv auf Haare, Nägel und Haut aus. Auch äußerlich angewandt besitzt sie entzündungshemmen-de und antibakterielle Eigenschaften, besonders, wenn die betreffende Person zusätzlich Kurkuma verzehrt. Das Gewürz »fängt« freie Radikale, die für Schädigungen der Zellstruktur verantwortlich sind, stimuliert und erhält ge-sunde Zellen und hemmt schlechte Zelleigenschaften in ihrer Entwicklung. Auch wird die Bildung von Kollagen angeregt, was einen positiven Effekt auf das Unterhautfettgewebe hat. Weil das Gewürz die Leber entgiftet und den Abbau von Schlacken ankurbelt, profitiert auch der Teint, er wirkt frisch.

Die Zeitschrift »Brigitte Woman« schrieb in ihrem Novemberheft 2016: »Das goldgelb leuchtende Pulver der Gelbwurz (Kurkuma) wird in der vedischen

Medizin wegen seiner verjüngenden Kräfte geschätzt, und auch auf das Gemüt wirkt die strahlende Farbe – erhebend, erheiternd, kreativitätsfördernd.«

Wer experimentieren möchte und zu wessen Hautton die Farbe passt, kann
einen Hauch von dem Pulver folgenden Produkten hinzufügen: Körperpuder, losem Gesichtspuder, Gesichtscreme (wegen Abfärbegefahr eventuell
das Kopfkissen mit einem Tuch schützen, falls die Creme vor dem Schla-
fengehen aufgetragen wird), Lipgloss oder Lippencreme und Lidschatten
auf Puderbasis. Mit Kurkuma werden im Ayurveda sogar Augenkrankheiten
behandelt, das Pulver verträgt sich also normalerweise gut mit den Augen
und ihrer Umgebung. Aber selbstverständlich gilt hier wie ganz allgemein im
Umgang mit Gewürzen und anderen essbaren und heilenden Pflanzen: Jeder reagiert auf seine Weise. Und: Probieren geht über Studieren.

Würzen ist menschlich: Kurkuma kulinarisch

Nur der Mensch würzt seine Nahrung, Tiere weisen in der Regel gewürzte Speisen zurück. Dabei erzeugen nicht nur Gewürze aus dem Pflanzenreich köstliche Aromen, sondern auch gewisse Wärmeprozesse: kochen, räuchern, braten, dämpfen ... Darauf weist der Chemiker und anthroposophische Heilmittelforscher Wilhelm Pelikan in seiner »Heilpflanzenkunde« hin. Durch Würzen könne sich der Mensch die Speisen erst richtig bewusst machen, durch sie könne der Prozess der Nahrungszubereitung zur Kochkunst werden.

Egal ob nur Nahrungszubereitung oder schon Kochkunst – das Lieblingsgewürz der Deutschen ist der Pfeffer. Auch weltweit steht er an der Spitze, gefolgt von Capsicum-Gewürzen, also Paprika, Chili und Cayennepfeffer.
90 Prozent des internationalen Gewürzhandels vollziehen sich mit ganzen, einzelnen Gewürzen. Die einzige international bedeutende Mischung ist Curry, eigentlich »Masala«. Es gibt davon unzählige Variationen.
Mehr als 80 Prozent der Spezereien stammen aus Entwicklungsländern, dort stellen der Anbau, die Produktion und der Export einen wichtigen Wirtschaftszweig dar. Darauf zu achten, dass das, was wir kaufen und verzehren, durch fairen Handel zu uns gekommen ist, kann auf keinen Fall schaden.
Nordamerika ist als Gewürzlieferant ohne Bedeutung. Australien liefert lediglich Ingwer in nennenswertem Umfang. Beide Kontinente führen jedoch wegen ihrer multikulturellen Bevölkerung große Mengen und eine reiche Vielfalt an Gewürzen ein. In Sydney oder San Francisco bringen heute kennt-

Viele Gewürzmischungen enthalten Kurkuma.

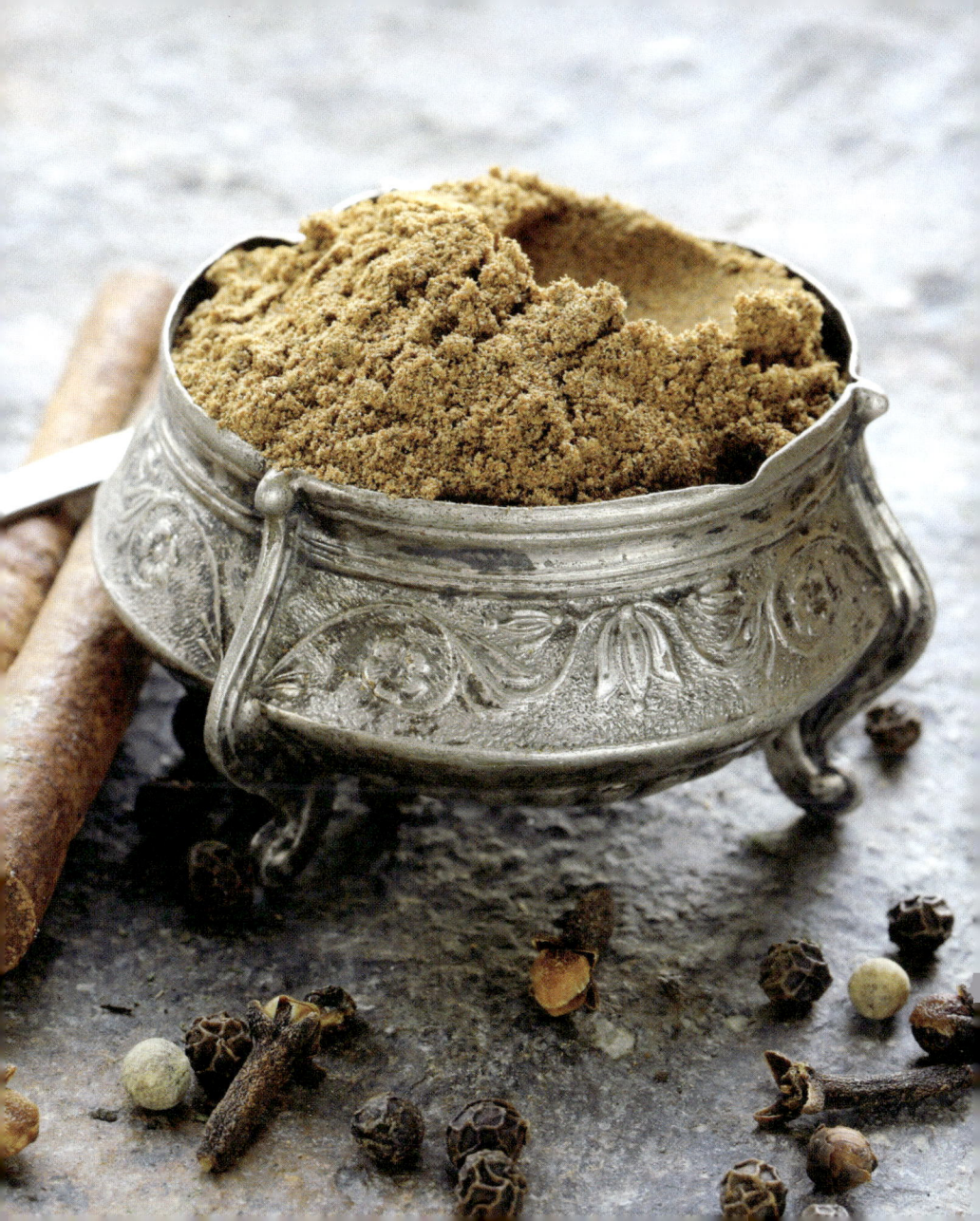

nisreiche und kreative Kochkünstler, männlich wie weiblich, die köstlichsten kulinarischen Schöpfungen auf den Tisch; nie Dagewesenes, das Nord, Süd, Ost und West miteinander vermählt und das mithilfe von »natürlichen Geschmacksverstärkern« aus allen Teilen der Erde die Sinne weckt, schärft und jubilieren lässt – und Körper, Geist und Seele belebt, energetisiert und gesund macht oder gesund erhält. Sie können diesen Künstlern nacheifern.

Zutaten für selbst kreierte Gewürzmischungen

In Indien hat jede Hausfrau und jeder Profikoch ihre und seine speziellen Gewürzmischungen, deren Rezepturen als Geheimnisse gehütet werden. Bei ihnen trägt jede Mahlzeit ihre ganz spezielle, höchst persönliche Note. Indische Küchen-Zauberer wissen auch, dass die Verwendung von Gewürzen die Gerichte bekömmlich und haltbar macht. Einem Currygericht oder einer Tomatensoße mit scharfem Aroma schadet es nicht, wenn sie einen Tag stehen bleibt und als Rest noch einmal auf den Tisch kommt. Was ungewürzt schnell »kippt«, hält sich wesentlich länger, wenn Spezereien enthalten sind.

Sie können es ähnlich machen wie die Inder und ganz nach Ihren geschmacklichen Vorlieben und nach den von Ihnen gewünschten medizinischen Wirkungen Mixturen aus unterschiedlichen Zutaten ausprobieren. Wahrscheinlich werden Sie überrascht sein, wie viele körperliche und sogar seelische Beschwerden allein durch den regelmäßigen Verzehr von Gewürzen gelindert und auf längere Sicht sogar geheilt werden können.

Im Folgenden finden Sie besonders schmackhafte und heilkräftige Zutaten beschrieben, die Sie entsprechend dem Thema dieses Buches mit mehr oder weniger frisch gemahlenem Pfeffer plus Kurkuma kombinieren dürfen. Das anschließende Kapitel soll Sie dazu inspirieren, Gewürze zu mischen und Gerichte mit besonders viel Aroma auf den Tisch zu bringen.

Der Starkoch und Gewürzexperte Alfons Schuhbeck meint, dass eine Besonderheit der in der Küche verwendeten Kurkuma folgende ist: Sie kann unterschiedliche Aromen miteinander verbinden und daraus ein harmonisches Ganzes erschaffen. Mit Sicherheit auch deswegen ist Kurkuma wesentlicher Bestandteil fast aller indischen Mischungen. Dabei passt sie aber auch perfekt zu Speisen aus dem westlichen Raum, zum Beispiel kann sie ein wunderbarer Bestandteil von Senf und Senfsoße sein.

Also – hinein ins Vergnügen!

Anis und Sternanis

Lateinischer Name: *Pimpinella anisum* (Anis), *Illicium verum* (Sternanis).

Was ist es? Anis – das sind die reifen Früchte eines Doldenblütlers (*Apiaceae*). Sternanis sind die reifen Früchte eines Magnolienbaums, die Familie heißt Sternanisgewächse (*Schisandraceae*). Beide Pflanzen sind nur entfernt miteinander verwandt, ihre Früchte enthalten aber ganz ähnliche Inhaltsstoffe und können praktisch für die gleichen gesundheitlichen und kulinarischen Zwecke eingesetzt werden. Das sagt das Deutsche Arzneimittelbuch.

Schmeckt gut in vielen pikanten Gerichten, besonders in Kohl, aber auch in Brot und süßen Speisen wie Weihnachtsgebäck, Kuchen, Kompotten und

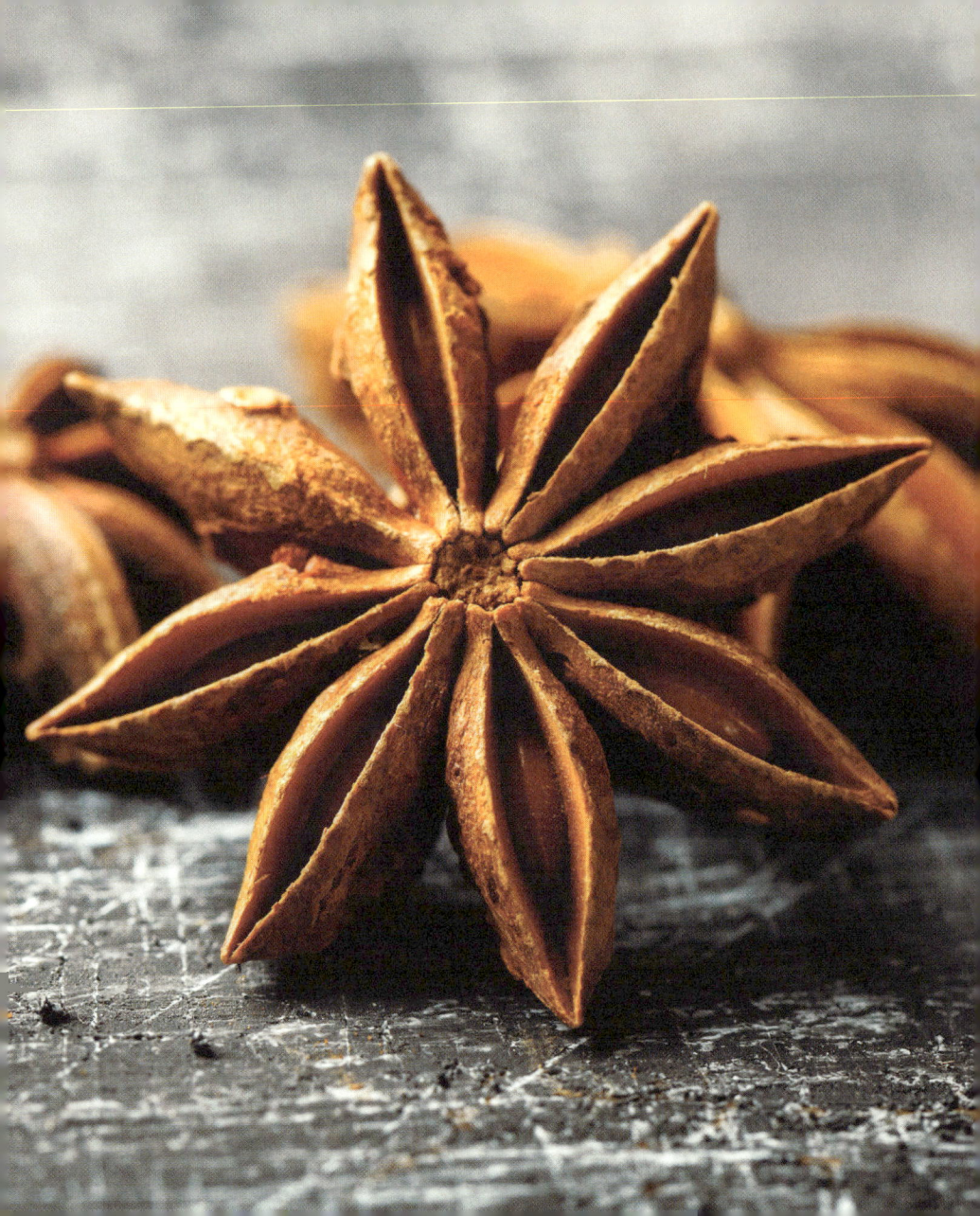

Schokoladencremes, in Früchte-, Gewürztees, Gewürzkaffee und Alkoholika (Glühwein, Grog, Anisette).

Körperliche Wirkung: Harn- und blähungstreibend, milchbildend, fördert Gallenfluss und Verdauung, beruhigt Herz und Nerven. Erfrischt die Atemwege, wirkt schleimlösend, auswurffördernd und antibakteriell und soll Krebs hemmen. Sternanis ist Bestandteil von Tamiflu, dem Medikament gegen die Vogelgrippe.

Seelische Wirkung: Gegen Stress, Energielosigkeit, Müdigkeit, andererseits auch gegen Schlaflosigkeit und gegen schlechte Träume; soll aphrodisierend wirken.

Ätherisches Öl, körperliche Wirkung: Ätherisches Öl vom Anis wird nur selten genutzt, weil es relativ giftig ist. Man sollte besser auf das ungefährliche ätherische Öl des Sternanis ausweichen. Es wirkt gegen Erkältungen, Bronchitis, Husten, Blähungen, Koliken, Krämpfe, Muskelschmerzen und rheumatische Beschwerden.

Ätherisches Öl, seelische Wirkung: Auch hier ist das ätherische Öl des Sternanis gemeint. Am besten in der Duftlampe vaporisieren lassen, es wirkt beruhigend.

Gut zu wissen: Der Anis stammt aus dem Orient und wurde schon von den Ägyptern, Griechen und Römern als Heilmittel und Gewürz sowie als Räucherwerk geliebt. Im Mittelalter verzehrte man Anis bei uns in geradezu rauen Men-

Sternanis ist die reife Frucht eines Magnolienbaumes.

gen, vor allen Dingen zur Unterstützung der Verdauung, gegen Erkältungen und zur seelischen Aufmunterung. Heute wächst Anis vor allem in Deutschland, außerdem in Spanien, Italien, Frankreich, der Türkei, Russland und Indien. Er wird in Form ganzer Samen angeboten, geschrotet bzw. zerstoßen und fein gemahlen. In gemahlener Form verflüchtigen sich Aroma und Heilkräfte sehr schnell. Am besten entwickelt sich beides, wenn er frisch zerstoßen oder gemahlen und dann in das Gericht oder Getränk »eingearbeitet« wird.

Der Sternanis kam ursprünglich aus Vietnam und Südchina. Mittlerweile wird er im gesamten südostasiatischen Raum kultiviert. Er war und ist in China sehr beliebt. Zusammen mit Sezuanpfeffer, Gewürznelken, Zimt und Fenchelsamen gehört er zur berühmten chinesischen »Fünf-Gewürze-Mischung«.

Sternanis sieht wunderschön aus, daher wird er manchmal in unzerstörter Form serviert. Er macht zum Beispiel in einem im Glas offerierten Getränk oder an den Rand eines Glases gesteckt richtig etwas her. Soll er lediglich Geschmack und Heilkräfte abgeben, können die Sterne in Stücke gebrochen und/oder gemahlen werden.

Chili

Lateinischer Name: *Capsicum frutescens.*

Was ist es? Die Beerenfrüchte (nicht »Schoten«, der Begriff stimmt nicht) von Sträuchern aus der Familie der Nachtschattengewächse (*Solanaceae*). Chili, Cayennepfeffer und Paprika sind unterschiedliche Namen für das gleiche Gewürz.

*Die rot leuchtende Chili passt gut zu allem,
dem Schärfe verliehen werden soll,
auch zu Obatzda, einer gewürzten Käsecreme.*

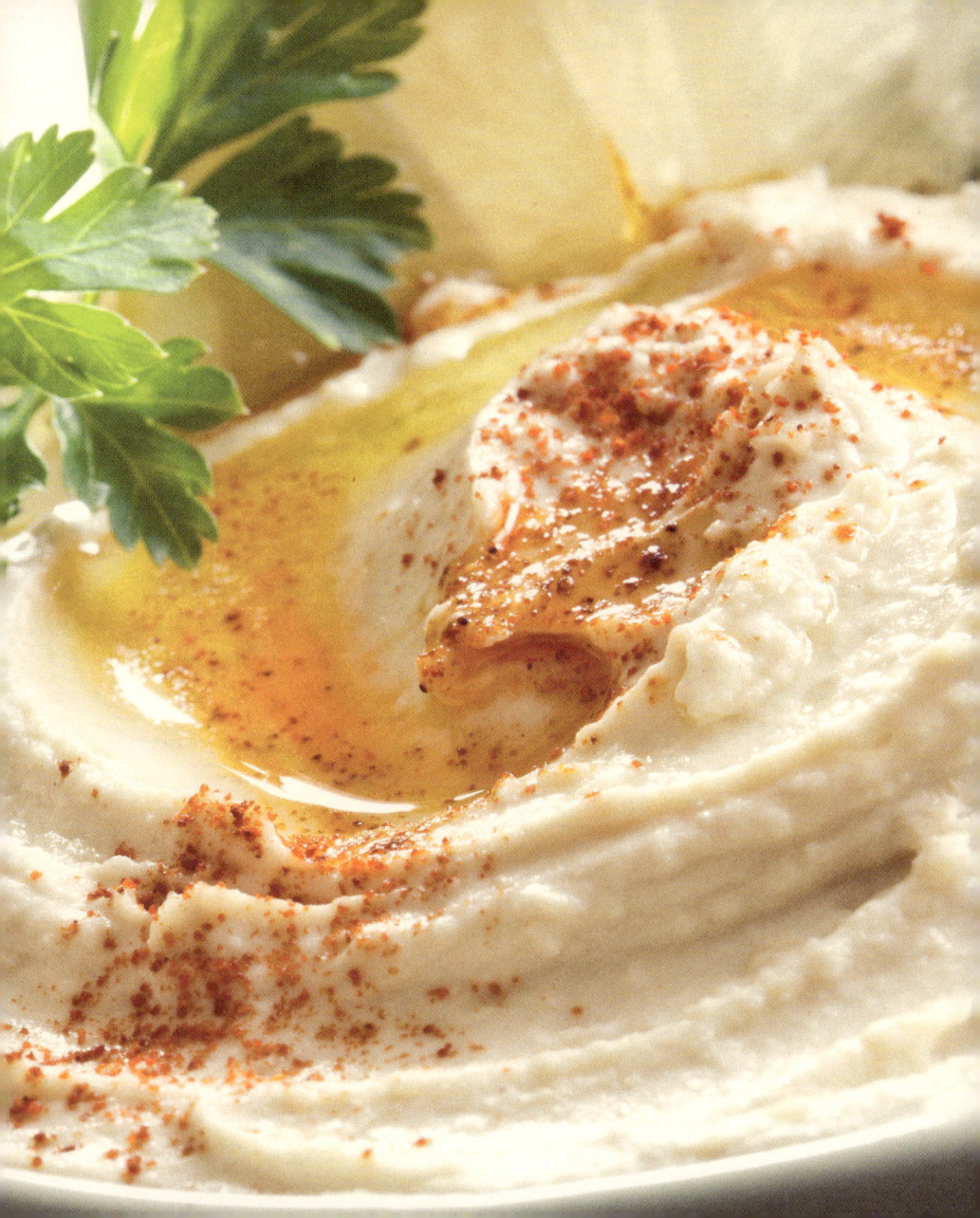

Schmeckt gut mit vielem. Weil »scharf« kein Geschmack ist, sondern eine Empfindung, ein ganz leichter, angenehmer Schmerz, passt Chili zu allem, dem Schärfe verliehen werden soll, also zu Currygerichten, Chutneys, südamerikanischen Speisen, Suppen, Soßen, Salatdressings, Dips, Aufstrichen, in kleinsten Mengen sogar zu Marmeladen und Süßspeisen mit Schokolade, ebenso zu heißer Schokolade bzw. Kakao und Gewürztees.

Körperliche Wirkung: Chili wirkt gegen niedrigen Blutdruck und Frieren, regt Appetit und Verdauung an, besonders die Fettverdauung, ist daher ein sogenannter Fatburner. Er beugt Magen-Darm-Infektionen sowie Migräne vor, senkt das Thromboserisiko und stimuliert Kreislauf, Durchblutung und Stoffwechsel. Er kann möglicherweise einem vorzeitigen Alterungsprozess sowie Krebserkrankungen vorbeugen, wirkt entzündungshemmend, antiseptisch und antioxidativ, besonders gegen Genussgifte. Chili kann auch äußerlich zur Anregung der Wärmerezeptoren angewendet werden, was die Gefäße erweitert, die Durchblutung fördert und daher gegen Schmerzen hilft. Viele Wärmepflaster enthalten Chili.

Seelische Wirkung: Chili stimuliert und belebt, wirkt stark aphrodisierend – ist also im doppelten Wortsinn ein Scharfmacher.

Ätherisches Öl: Aus Capsicum wird kein ätherisches Öl destilliert, sondern ein Oleoresin. Das ist eine Mischung aus ätherischen Ölen und Harzen. Es wird äußerlich angewendet und wirkt erwärmend und schmerzlindernd.

Gut zu wissen: Neben Pfeffer führt Chili/Cayennepfeffer/Paprika die Hitliste der Scharfmacher an und erfreut sich extremer Beliebtheit. Es handelt sich um eines der ältesten Gewürze der Menschheit. Archäologen fanden bei Ausgrabungen in Mexiko Samenkerne, die Hinweise auf den Verzehr und die Nutzung von Chili schon um etwa 7000 Jahre vor unserer Zeitrechnung liefern. Die Capsicumarten sind Nachtschattengewächse wie Kartoffeln, Tomaten und Tabak und gehören zu den ersten Kulturpflanzen der Welt. Sie stammen aus Mittel- und Südamerika und von den Karibischen Inseln. Heute ist Indien der größte Chiliproduzent der Welt, die Pflanze gedeiht aber in tropischen und gemäßigten Zonen fast überall, selbst in Deutschland.

Die verschiedenen Arten von Capsicum enthalten zahlreiche Alkaloide, deren mengenmäßig wichtigstes der Scharfstoff Capsaicin ist. Capsaicin stimuliert die Speichelbildung und die Magensekretion und regt die Darmbewegungen an. Am höchsten konzentriert ist es in den Samen und Scheidewänden der Chili-»Schoten«.

In frischem und unverfälschtem Chilipulver ist genau wie in den frischen Früchten viel Vitamin C enthalten, außerdem Carotinoide.

Die vielen Unterarten der dreißig verschiedenen Capsicumarten haben zu einer Fülle von Namen geführt, bei denen weder Laien noch Fachleute durchblicken. So gibt es relativ milde Gemüsepaprika und scharfe Gewürzpaprika, außerdem Cayennepfeffer, Peperoni/Pfefferoni, Pepper, Chili Pepper oder Pimiento ... Nur nicht verwirren lassen, das ist alles die gleiche Pflanze, nur der Schärfegrad variiert.

Wichtig: In der Schwangerschaft und Stillzeit sollte kein Chili verwendet werden.

Chili gegen Juckreiz

In der Zeitschrift »Stern« vom 2. Februar 2017 konnte man die bemerkenswerte Tatsache lesen, dass es in Münster in Westfalen eine Juckreiz-Ambulanz gibt, und zwar die größte weltweit. Dort werden mit dem Einsatz von Chili gegen chronischen Juckreiz beste Erfahrungen macht. In der Ambulanz, die zum Universitätsklinikum Münster gehört, wird den vielfältigen Gründen für chronischen Juckreiz auf den Grund gegangen, an dem jeder fünfte Deutsche irgendwann in seinem Leben leidet. Die Leiterin der Ambulanz, Hautärztin Sonja Ständer, erklärt: »Immer noch fangen manche Kollegen an zu grinsen, wenn ich mein Fachgebiet nenne, dabei ist Juckreiz ein Volksleiden.«

Die betroffenen Patienten sind verzweifelt, nahestehende Personen genervt, weil sie das ständige Kratzen nicht mit ansehen können. Eine Suche nach professioneller Hilfe wird häufig zur Odyssee von Facharzt zu Facharzt. In der Ambulanz in Münster aber arbeiten Hautärzte mit Internisten, Neurologen, Radiologen, Psychosomatikern, Schmerztherapeuten, manchmal auch mit Gynäkologen und Kinderärzten zusammen. Sie alle tragen dazu bei, herauszufinden, woran es liegt, dass der jeweilige Patient sich nicht mehr wohlfühlt in seiner Haut. Es kann an Lebensmittelunverträglichkeiten liegen, an Störungen von inneren Organen, an eingeklemmten Nerven, an Medikamenten, die Juckreiz auslösen, oder an Hauterkrankungen. Außerdem: »Juckreiz ist ein Frühwarnsystem«, sagt Sonja Ständer, denn er könne auf unentdeckte Krankheiten hindeuten. »Auf Juckreiz zu achten kann lebensrettend sein.«

Etwa 90 Prozent der Patienten, die in die Schmerzambulanz kommen – rund 2500 jährlich zur ambulanten, 500 zur stationären Behandlung – kann Sonja

Ständer mit einer klaren Diagnose entlassen und auch mit passenden Hilfsmaßnahmen. Manche erhalten Cremes, Kühllotionen oder Kältekompressen. Anderen werden Medikamente verschrieben, darunter solche, die eigentlich für ganz andere Leiden gedacht waren. So gibt es beispielsweise ein Medikament gegen Übelkeit, das Nervenbotenstoffe blockiert und somit den Juckreiz lindert oder zum Verschwinden bringt.

Ein besonders faszinierendes und interessantes Mittel gegen Juckreiz ist die Behandlung der Haut mit Chili. Dafür werden beispielsweise juckende Arme eine Stunde lang fest mit Chilipflastern umwickelt. Die Pflaster enthalten 24-mal mehr Chili als gängige Wärmepflaster aus der Apotheke. Es wird dabei so »heiß«, dass die Arzthelferin, die sich kümmert, Handschuhe und Schutzbrille tragen muss. Einige der Patienten müssen für die Einwirkdauer mit Schmerzmitteln versorgt werden, damit sie durchhalten.

Der Chili lässt die oberflächlichen Nerven absterben, die den Juckreiz auslösen. Danach haben die Patienten einige Monate lang Ruhe. Manchmal sind die Nervenfasern, die sich neu bilden, sogar ganz gesund, und der Spuk ist für immer vorbei.

Chili sei Dank!

Gewürznelken

Lateinischer Name: *Syzygium aromaticum.*

Was ist es? Die noch nicht entfaltete getrocknete Blütenknospe eines tropischen Baumes aus der Familie der Myrtengewächse (*Myrtaceae*).

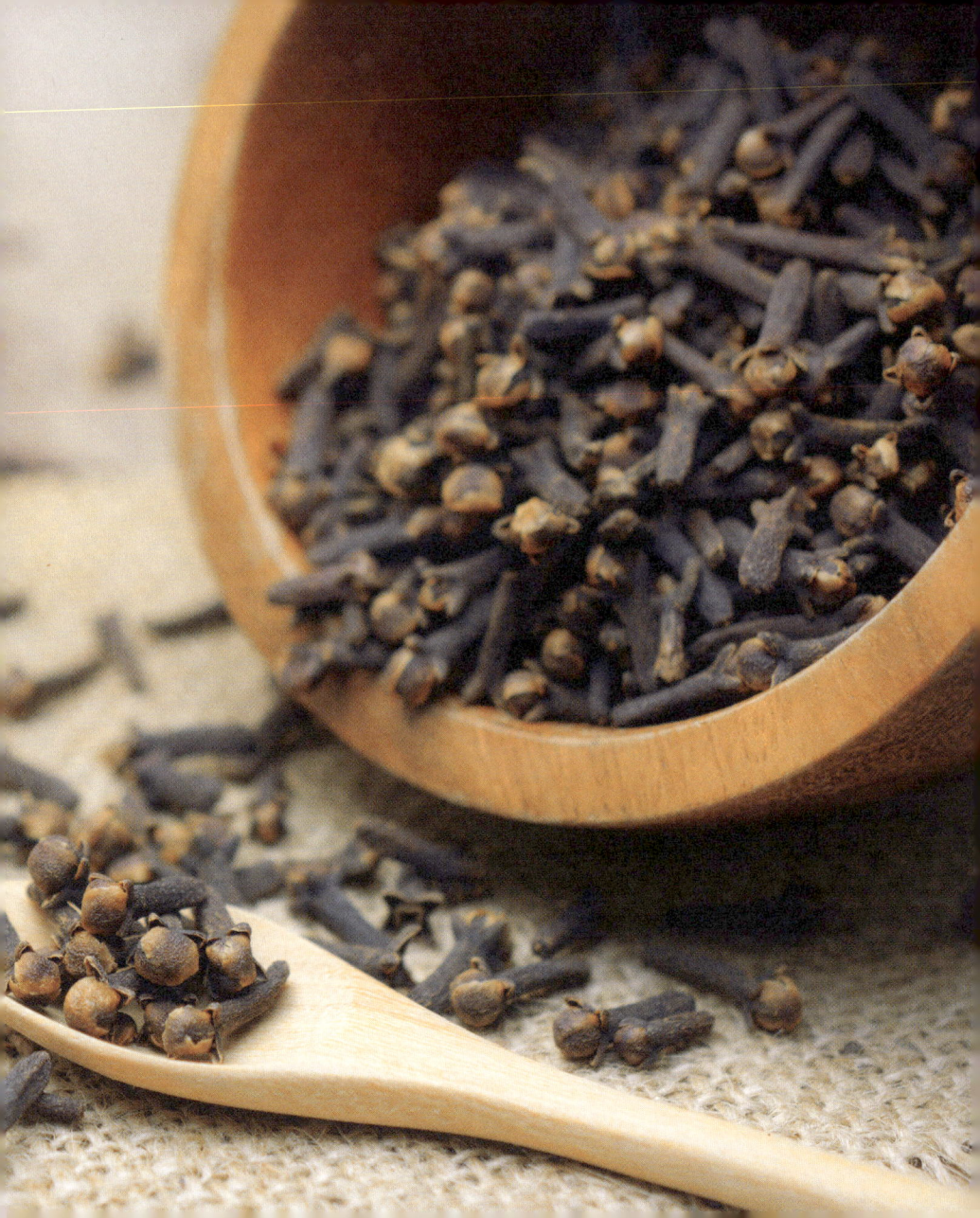

Schmeckt gut in Tomatensoßen und Ketchup. Gewürznelke gehört unbedingt in Ketchup hinein. Lecker in eingelegtem Gemüse (»Pickles«), Roten Rüben, Rotkohl, Sauerkraut, Chutneys, Currygerichten, auch in Kompotten, Marmeladen, Milchreis, Schokoladendesserts, Kuchen und Weihnachtsgebäck, in Kaffee, heißer Schokolade, Gewürzmilch und -tee, Glühwein, Punsch und Feuerzangenbowle.

Körperliche Wirkung: Nelken beruhigen den Magen-Darm-Trakt. Sie verhindern oder behindern ein Verklumpen der Blutplättchen, halten so die Arterien frei und beugen Herzleiden vor. Sie wirken antiseptisch und schmerzstillend, krampflösend und blähungstreibend. Gegen folgende Leiden können sie eingesetzt werden: Bronchialerkrankungen, Unterleibskrämpfe, Darminfektionen, Kopfschmerzen und Migräne sowie rheumatische Erkrankungen. Speziell im Mund- und Rachenraum hemmen sie die Vermehrung von Bakterien, Pilzen und Viren. Sie betäuben Zahnschmerzen, wenn sie lokal angewendet werden, sprich, wenn man die ganzen Nelken lutscht oder einfach im Mund behält.

Seelische Wirkung: Nelken beruhigen und wirken antidepressiv. Sie entspannen die Seele, dabei bleibt das Bewusstsein klar.

Ätherisches Öl, körperliche Wirkung: Es gibt drei leicht unterschiedliche Öle – das reine Nelkenknospenöl, das aus den Stängeln und das aus den Blättern. Ihre Wirkungsweisen ähneln sich. Vor allem wirken sie antibakteriell, krampflösend und blähungswidrig. Man setzt sie gern gegen Zahnschmerzen sowie Entzündungen im Mund- und Rachenraum ein; auch ge-

Ihrer nagelartigen Form verdankt
die Gewürznelke ihren Namen:
Er ist abgeleitet vom Wort »Nägelein«.

71

gen Akne, Wunden und Fußpilz, außerdem zur Insektenabwehr. Sie können möglicherweise auch unerwünschtes Kleingetier wie Mäuse in die Flucht schlagen.

Ätherisches Öl, seelische Wirkung: Stimuliert die Seele, wirkt antidepressiv und als Aphrodisiakum.

Gut zu wissen: Die nagelartige Form verlieh der Gewürznelke ihren Namen: »Nelke« hat mit »Nägelein« zu tun.

Schon lange bevor die Europäer das Gewürz kennenlernten, wurde es in Indien, Ägypten und China verwendet, und zwar nicht in der Küche, sondern zum Vertreiben von Insekten und zu medizinischen Zwecken. Der Nelkenbaum wuchs ausschließlich auf fünf Inseln der heute zu Indonesien gehörenden Nordmolukken. Offenbar wurden die getrockneten Blütenknospen schon früh in weit entfernte Kulturkreise exportiert, und wahrscheinlich seit dem 6. Jahrhundert unserer Zeitrechnung auch zu uns nach Mitteleuropa. Sie galten als Luxusgewürz. Heute ist Sansibar der Hauptlieferant, aber auch auf anderen an der ostafrikanischen Küste gelegenen Inseln wird der Baum kultiviert. Außerdem auf den Philippinen, in Indonesien, einigen Westindischen Inseln und Guyana.

Die Blütenknospen werden geerntet, bevor sie sich öffnen. Sie enthalten 16 bis 19 Prozent ätherisches Öl, das seinerseits zu 70 bis 80 Prozent aus der chemischen Verbindung Eugenol besteht. Eugenol wird häufig aus Nelkenöl isoliert und dient als duftender Bestandteil von Parfums und Seifen.

Nur wenige andere Heilpflanzen entfalten so viele starke und positive Wirkungen auf die Gesundheit wie die Nelke. Dabei schmeckt sie auch noch ausgezeichnet, jedenfalls, wenn man sie sensibel dosiert. Man sollte sie am besten mitkochen, zum Beispiel, indem man ein, zwei, drei Exemplare in eine Zwiebel oder ein Gewürzsäckchen steckt. Vor dem Verzehr entfernen. Als Bestandteil einer Gewürzmischung sollten Nelken erst direkt vor der Verwendung gemahlen werden.

Ingwer

Lateinischer Name: *Zingiber officinale.*

Was ist es? Der Wurzelstock (das »Rhizom«) einer dem Schilf ähnelnden Pflanze aus der Familie der Ingwergewächse (*Zingiberaceae*), zu der auch die Kurkuma gehört.

Schmeckt gut in Kombination mit Kürbis, Süßkartoffeln, Mohrrüben, als Bestandteil von Currygerichten, auch solchen, die Kokosmilch enthalten, und von Marinaden, in allem, was mit Früchten zu tun hat, auch in Chutneys, zudem in Keksen und Kuchen und in Gewürztees. Purer Ingwertee schmeckt köstlich, Ingwer-»Bier« (Ginger Ale) ebenfalls – eine wunderbare, alkoholfreie Alternative zu Bier oder Sekt.
Ingwer ist ein natürlicher Geschmacksverstärker, und zwar bei Pikantem ebenso wie bei Süßem. Er enthält »Umami« (siehe Seite 125 ff.).

Körperliche Wirkung: Ingwer wird im Ayurveda »die universale Medizin« genannt, denn er stärkt ganz allgemein das Immunystem und hilft gegen sehr viele Krankheiten, besonders gegen Migräne, Blähungen, Brechreiz, morgendliche Übelkeit (auch bei Schwangeren) und Reisekrankheit. Er wird auch parallel zu Chemotherapien und Antibiotikabehandlungen eingesetzt, wenn den Patienten von diesen Behandlungen schlecht wird. Ingwer hilft gegen Husten, Erkältungen und Grippe, rheumatische Schmerzen und Steifigkeit. Er wirkt wärmend, fiebersenkend, entzündungswidrig und senkt den Cholesterinspiegel. Außerdem kann er die Anfälligkeit für Diabetes, Thrombosen und Schlaganfälle vermindern. Ingwer behindert oder verhindert ein Verklumpen der Blutplättchen, hält so die Arterien frei und beugt daher Herzleiden vor. Überhaupt empfiehlt es sich, bei Störungen der Blutzirkulation und bei Neigung zu Blutgerinnseln Ingwer zu verzehren. Er soll Salmonellen und Parasiten abtöten. Wer sich mit dem Geschmack nicht anfreunden kann, darf auf Kapseln zum Einnehmen zurückgreifen.

Seelische Wirkung: Ingwer inspiriert, muntert auf, kann von Angst und Sorgen befreien, besonders von Zukunftssorgen, und kann dabei helfen, Traumata zu verarbeiten. Er beruhigt die Nerven, wirkt aber andererseits als Aphrodisiakum.

Ätherisches Öl, körperliche Wirkung: antiseptisch, durchblutungsfördernd, fiebersenkend, schmerzlindernd, stärkend, wärmend. Ingweröl hilft gegen rheumatische Schmerzen, Muskelschmerzen, Verstauchungen, Zerrungen, Erkältungen, Grippe, Fieber, Husten, Schüttelfrost, Durchfall, Krämpfe und Koliken.

Ätherisches Öl, seelische Wirkung: Gegen Erschöpfung, Schwäche und Müdigkeit, auch sexuelle.

Gut zu wissen: Schon vor Jahrtausenden wurde Ingwer in chinesischen Schriften und in altindischen Sanskritdokumenten als Heilmittel beschrieben. Er stammt aus dem südostasiatischen Raum, von wo genau, ist nicht mehr festzustellen. Heute wächst er in fast allen tropischen Gebieten wie Jamaika, Brasilien, Florida, Westafrika, Südostasien, China und Australien. Jamaikanischer Ingwer gilt wegen seines feinen Geschmacks als der beste.

Die Pflanze ähnelt dem Schilf und hat eine fantastisch schöne, große, rosafarbene Blüte, die auch hier bei uns ab und zu angeboten wird.

Die sich verzweigenden Stücke des Wurzelstocks (Rhizoms), die auch »hands« genannt werden, erntet man nach 8 bis 10 Monaten. In diesem Zustand haben sie noch eine Außenhaut von dunkelgrüner oder brauner Farbe, die man abschält. Nach dem Trocknen sieht der Ingwer so aus, wie wir ihn kennen.

Das ätherische Öl wird aus den Sekretzellen des Wurzelstocks gewonnen, und zwar per Wasserdampfdestillation. Hauptsächlich nimmt man es zur Herstellung von Getränken wie Ginger Ale, von Süßwaren und Parfums.

Von naturwissenschaftlicher Seite wurde Ingwer auf Herz und Nieren geprüft, seine Eigenschaften für die Gesundheit des Menschen wurden bestens erforscht. Daher ist er als arzneilicher Wirkstoff offiziell anerkannt. Es gibt Ingwer in folgenden Variationen: als frisches Rhizom, als ätherisches Öl, getrocknet, auch als Pulver und in Kapseln, kandiert sowie in Essig oder Sirup eingelegt. Hier sollten Sie allerdings vorsichtig sein, er könnte Konservierungsmittel, Farbstoffe und andere unerwünschte Beigaben enthalten. Wenn er aber natürlich verarbeitet wurde, kann er in kandierter oder eingelegter Form hervorragend bekömmlich und absolut köstlich sein.

Wichtig: In der Schwangerschaft vorsichtig damit umgehen, nur gering dosieren.

Kardamom

Lateinischer Name: *Elettaria cardamomum.*

Was ist es? Die Samenkapsel einer schilfartigen Staude, die wie Ingwer und Kurkuma zur Familie der Ingwergewächse (*Zingiberaceae*) gehört.

Schmeckt gut in Rotkohl, Wurzelgemüse, Süßkartoffeln, Reis, Currymischungen und Currygerichten, in Lebkuchen, Schokoladen- und Mokkadesserts, in Verbindung mit Früchten, Trockenfrüchten und Nüssen. In asiatischen Ländern, aber auch in Skandinavien, ist Kardamom Zutat zu gemahlenen Kaffeebohnen, er macht den fertigen Kaffee bekömmlich, neutralisiert seine Säure und verleiht ihm geschmacklich eine ganz besondere Note. Entweder werden die Kapseln schon zusammen mit dem Kaffee geröstet und gemahlen, oder man gibt gemahlene oder gemörserte Kardamomsamen in den Kaffeefilter oder den fertigen Kaffee. Kardamom schmeckt auch sehr gut in Chai, Gewürztee, Punsch und Glühwein.

Körperliche Wirkung: Kardamom ist ein starkes Entgiftungsmittel, fördert die Verdauung, wirkt blähungstreibend, hilft allgemein bei Verdauungsproblemen, bei Harnwegsinfekten, regt Kreislauf, Hormonhaushalt und Stoffwechsel an und tut dem Herzen gut. Er kräftigt und macht Appetit, kann aber andererseits auch gegen Übergewicht helfen. Kardamom vertreibt einen Kater und soll gegen Darmkrebs vorbeugen. Im Ayurveda wird er zur Gedächtnisförderung empfohlen. Man kaut ihn in vielen asiatischen Ländern zur Erfrischung des Atems.

Seelische Wirkung: Kardamom gilt als Aphrodisiakum.

Ätherisches Öl, körperliche Wirkung: antiseptisch, nervenstärkend, verdauungsfördernd. Wirkt gegen Darmprobleme wie Blähungen und Durchfall, gegen Übelkeit, Sodbrennen, Krämpfe, Erkrankungen der Atemwege und Mundgeruch.

Ätherisches Öl, seelische Wirkung: Kardamomöl hilft gegen Stress, Depressionen, Nervosität, seelische Erschöpfung und dabei, Klarheit zu erlangen, auch im Bereich der Gefühle. Es gilt als Aphrodisiakum.

Gut zu wissen: Kardamom wird seit über 3000 Jahren in der Medizin des Orients verwendet. Er stammt aus dem Westen Kambodschas, über die Karawanenstraßen gelangte er nach Europa. Heute wächst die Staude wild in den Regenwäldern Südindiens und Sri Lankas, und zwar auf Höhen zwischen 750 und 1500 Metern. Angebaut wird sie ebenfalls in Indien, außerdem in Vietnam, Guatemala und Tansania. Die wie Bucheckern aussehenden Früchte werden das ganze Jahr über reif. Entsprechend erntet man sie in kleinen Mengen alle paar Wochen kurz vor der Reife per Hand. Danach trocknet man sie in der Sonne oder in speziellen Räumen. Würde man bis zur vollständigen Reife warten, sprängen die Kapseln von sich aus auf und verstreuten die Samen, was man unbedingt vermeiden will. So muss also sehr sensibel geerntet werden, wegen des großen Aufwands gehört Kardamom zu den teuersten Gewürzen.

Zum Kochen werden die Kapseln von ihrer Haut oder Schale befreit und dann vermörsert oder gemahlen. Sie dürfen aber auch als Ganzes verwendet werden.

Wichtig: Das ätherische Öl vorsichtig dosieren und immer verdünnen, weil es die Haut reizen kann. Nicht während der Schwangerschaft verwenden!

Knoblauch

Lateinischer Name: *Allium sativum.*

Was ist es? Eine Zwiebel aus der Familie der Lauchgewächse (*Alliaceae*). Man verwendet die geschälten Zehen der Zwiebel. Beim Knoblauch handelt es sich sowohl um ein Gemüse als auch um ein Gewürz.

Schmeckt gut in allen würzigen Gerichten, zum Beispiel in Soßen, Dressings, Dips, Aufstrichen, Marinaden, Mayonnaise bzw. in Aioli, Gemüsegerichten, auch Gemüsecurrys, Suppen, Salaten. Es gibt aber auch originelle Rezepte, die eher in die süße Richtung gehen und in denen Knoblauch verwendet werden kann.

Körperliche Wirkung: Knoblauch ist ein natürliches, nebenwirkungsfreies Antibiotikum. Zudem stärkt er die Abwehrkräfte, entgiftet, beugt Herz-Kreislauf-Erkrankungen vor, verbessert die Fließfähigkeit des Blutes, senkt den Blutdruck und den Blutfettspiegel. Er wirkt gegen Arteriosklerose, gegen chronische Magen-Darm-Leiden, aktiviert die Schilddrüse, schützt die Leber und enthält zudem die Vitamine A, B und C.

Seelische Wirkung: Knoblauch hebt die Stimmung, auch die »erotische«, kann Lust auf Süßigkeiten machen. Er ist daher mit Vorsicht zu genießen, wenn jemand auf seine Linie achten will.

Ätherisches Öl, körperliche Wirkung: Knoblauchöl ist eines der stärksten antiseptischen Öle und nimmt daher in der Aromatherapie einen wichtigen Platz ein. Weil es »offen« so stark riecht, wird es meist in Form von Kapseln und Zäpfchen verwendet, und zwar gegen Nasennebenhöhlenentzündungen, Katarrh und Bronchitis, auch gegen Blasen- und Nierenentzündungen und Parasiten. Gegenüber synthetischen Antibiotika hat Knoblauchöl den Vorteil, dass es die Darmflora nicht angreift. Es löst Stauungen und entgiftet, es beeinflusst Blut und Kreislauf positiv. Knoblauch hilft gegen Akne und beugt möglicherweise gegen Krebs vor.

Ätherisches Öl, seelische Wirkung: Schützt, hebt die Stimmung.

Gut zu wissen: Alle wissen es, die meisten bedauern es – bei den unzähligen Vorteilen, die der Verzehr von Knoblauch mit sich bringt, geschmacklich wie medizinisch, hat er den Nachteil seines unentrinnbar starken Geruchs. Dieser Geruch geht auch erst mal nicht mehr weg ... Zwar kann Knoblauch auch in Form von Kapseln, Tabletten oder Zäpfchen seine Wirkung entfalten. Zudem gibt es Tricks wie beispielsweise den, im Anschluss an Knoblauch frische Petersilie oder Kaffeebohnen zu kauen, um den Geruch zu übertünchen. Aber so richtig viel bringt das alles nicht.

Dennoch hat kaum ein anderes Nahrungsmittel als Heilmittel, Gewürz und Gemüse so viel Bedeutung erlangt wie der »Knofel«, und zwar weltweit. Ursprünglich stammte er offenbar aus Zentralasien, heute wächst er fast überall.

Es gibt ihn in verschiedenen Variationen, weiß, rotschalig, grünlich, braun, violett, als Riesenknoblauch und so weiter. Seit einiger Zeit kann man ihn auch als Solo-Knolle kaufen, also nicht in Zehen unterteilt. Auf jeden Fall muss er geschält werden. Dann am besten in dünne Scheibchen oder kleinste Würfelchen schneiden, so entfalten sich die Heilkräfte ideal.

Übrigens passen Knoblauch und frischer Ingwer besonders gut zusammen. Sie unterstützen sich gegenseitig, was die Heilkräfte betrifft, und der Ingwer dämpft das Knoblaucharoma.

Koriander

Lateinischer Name: *Coriandrum sativum.*

Was ist es? Die Früchte beziehungsweise Samen eines Doldenblütengewächses (*Apiaceae*). Auch das frische Kraut wird gegessen, seine gesundheitlichen Wirkungen sind etwas weniger intensiv als die der Samen, und es schmeckt ganz anders. Man nennt das Korianderkraut auch »Chinesische Petersilie« oder »Cilantro«, das ist der aus dem Spanischen stammende Name.

*Auch das frische Kraut des Koriander,
die »Chinesische Petersilie«, kann gegessen werden.
Der Geschmack ist allerdings ganz anders als der des Samens.*

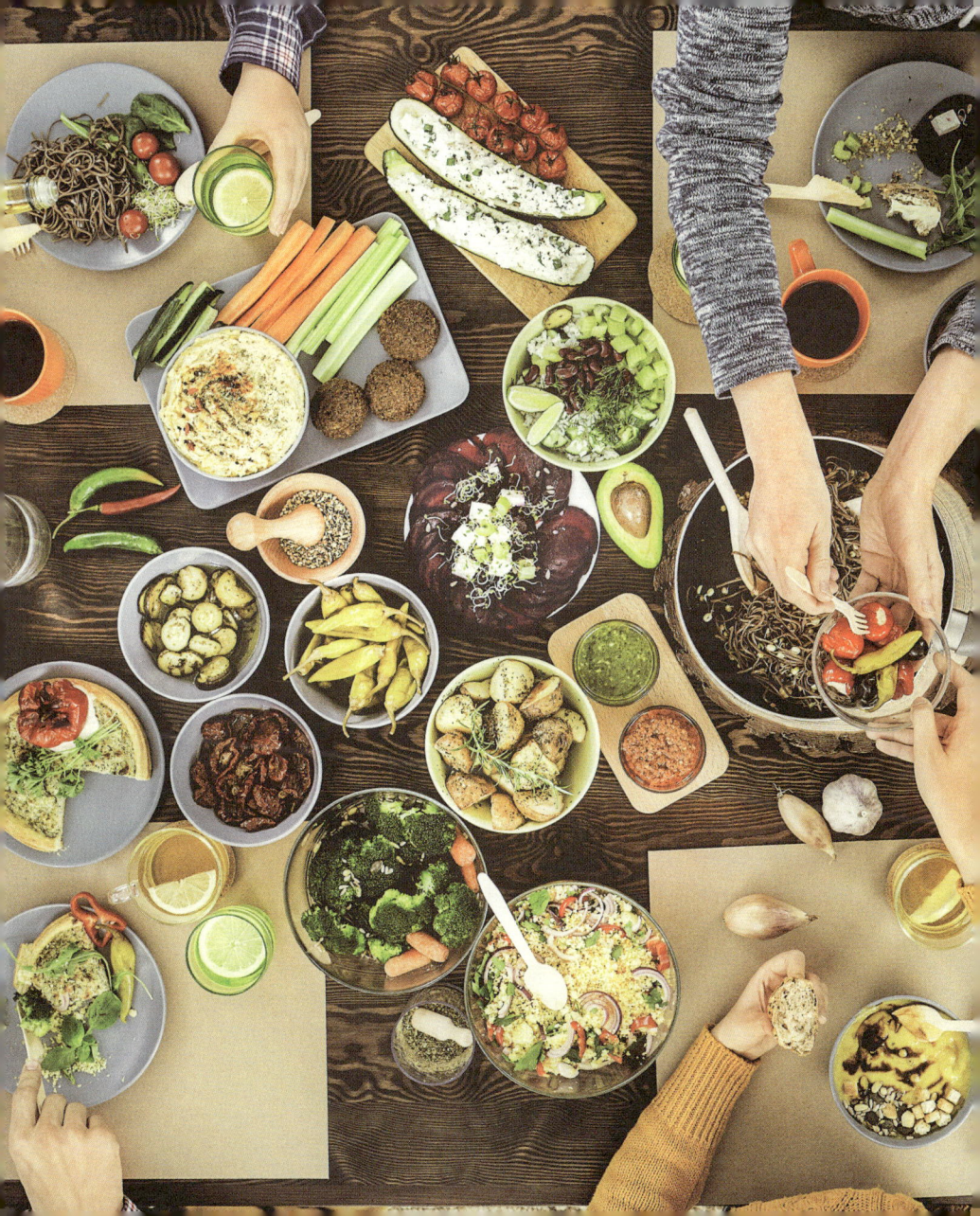

Schmeckt gut (dies sind Informationen für die Samen) in Gebäck, vor allem in Brot und auf Brot gestreut, aber auch in Lebkuchen, in eingelegten Gurken, »Pickles«, Roten Rüben, Sauerkraut, allen Arten von Kohl, Eintöpfen, besonders, wenn sie Erbsen enthalten, Chutneys, Marinaden, Kompotten und Marmeladen. Koriander fügt sich hervorragend in Curry-Gewürzmischungen und auch in andere Mischungen ein und passt bestens in Kaffee und Gewürztee.

Körperliche Wirkung: Koriander wirkt gegen nervöse Darmbeschwerden, Verdauungsstörungen, Kopfschmerzen, Migräne und Kater sowie antibiotisch. Er stärkt und hilft, nach schweren Krankheiten wieder auf die Beine zu kommen.
Frisches Korianderkraut liefert Vitamin B und Folsäure, zudem hilft es bei der Ausleitung von Schwermetallen, z. B. von Quecksilber. Es gibt davon eine Urtinktur, die sich für die Ausleitung besonders gut eignet. Vorsichtig dosieren!

Seelische Wirkung: Koriander wirkt gegen Schlaflosigkeit, Angst und Stress.

Ätherisches Öl, körperliche Wirkung: Schmerzstillend, verdauungsfördernd, magenstärkend. Das Öl wirkt gegen Hämorrhoiden und Nervenentzündungen sowie rheumatische Beschwerden und Müdigkeit. Es ist besonders für Babys und Kleinkinder geeignet.

Ätherisches Öl, seelische Wirkung: Korianderöl verbessert das Erinnerungsvermögen, auch im seelischen Bereich, und macht gute Laune. Es stabilisiert

Psyche und Nerven, wirkt gegen Ängste und Schocks und wurde schon erfolgreich gegen Magersucht eingesetzt. Es gilt als Aphrodisiakum.

Gut zu wissen: Die Heimat dieses Gewürzes ist wahrscheinlich der Mittelmeerraum. Heute wird es weltweit angebaut, vor allem in Russland, Indien, Nordafrika, Mittel- und Südamerika. Koriander war eins der ersten Gewürze, die Europäer mit nach Nordamerika nahmen. Schon im 17. Jahrhundert begann man, ihn in Massachusetts anzubauen. Übrigens gedeiht er auch in unseren Breitengraden. Geschmack und Duft sind ausgesprochen angenehm.
In Babylon, Ägypten, Griechenland und Rom wurde mit Koriander gern gekocht. Römische Legionäre brachten ihn nach Germanien, Gallien und Britannien, wo man ihn dann in Kloster-, Apotheken- und Bauerngärten anbaute. Hier bei uns wurde er hauptsächlich zum Backen und Bierbrauen verwendet, außerdem als Medizin gegen Husten, Tollwut (!) und Verdauungsbeschwerden.
Die ganzen Körner sollten erst direkt vor der Zubereitung eines Rezeptes gemahlen werden.
Übrigens können stark gewürztes Brot oder Brötchen wie Vinschgauer therapeutisch wirken, wenn man an einem Kater oder einem anderen Unwohlsein leidet. Einfach gründlich kauen und genießen!

Wichtig: Das ätherische Öl von Koriander nicht in der Schwangerschaft verwenden!

Kreuzkümmel

Lateinischer Name: *Cuminum cyminum.*

Was ist es? Die Samen eines Doldengewächses (*Apiaceae*).

Schmeckt gut in Kohl-, Hülsenfrucht-, Kartoffel- und Reisgerichten, Sauerkraut, gegrilltem und eingelegtem Gemüse, südamerikanischen Gerichten, Couscous, Tomatensuppen und -soßen, Eiergerichten sowie im Zusammenspiel mit Käse und Brot. Ein häufiger Bestandteil von Curry-Gewürzmischungen.
In Süßes passt Kreuzkümmel nicht hinein.

Körperliche Wirkung: Kreuzkümmel wirkt gegen Allergien, besonders gegen Nahrungs-, Milcheiweiß- und Käseallergie, gegen Darmbeschwerden wie Koliken, Verdauungsstörungen, Durchfall, Blähungen sowie gegen Appetitlosigkeit, Menstruationskrämpfe, Husten und Erkältungen. Er stärkt den Magen.

Seelische Wirkung: Beruhigt.

Ätherisches Öl, körperliche Wirkung: Stimuliert und stärkt Nervensystem, Herz und Darm. Wirkt gegen Blähungen und Krämpfe.

Ätherisches Öl, seelische Wirkung: Obwohl sein Duft nicht besonders angenehm ist, kann Kreuzkümmelöl aphrodisieren.

*Gewürzmärkte sind wahre Fundgruben
für Profi- und Hobbyköche.*

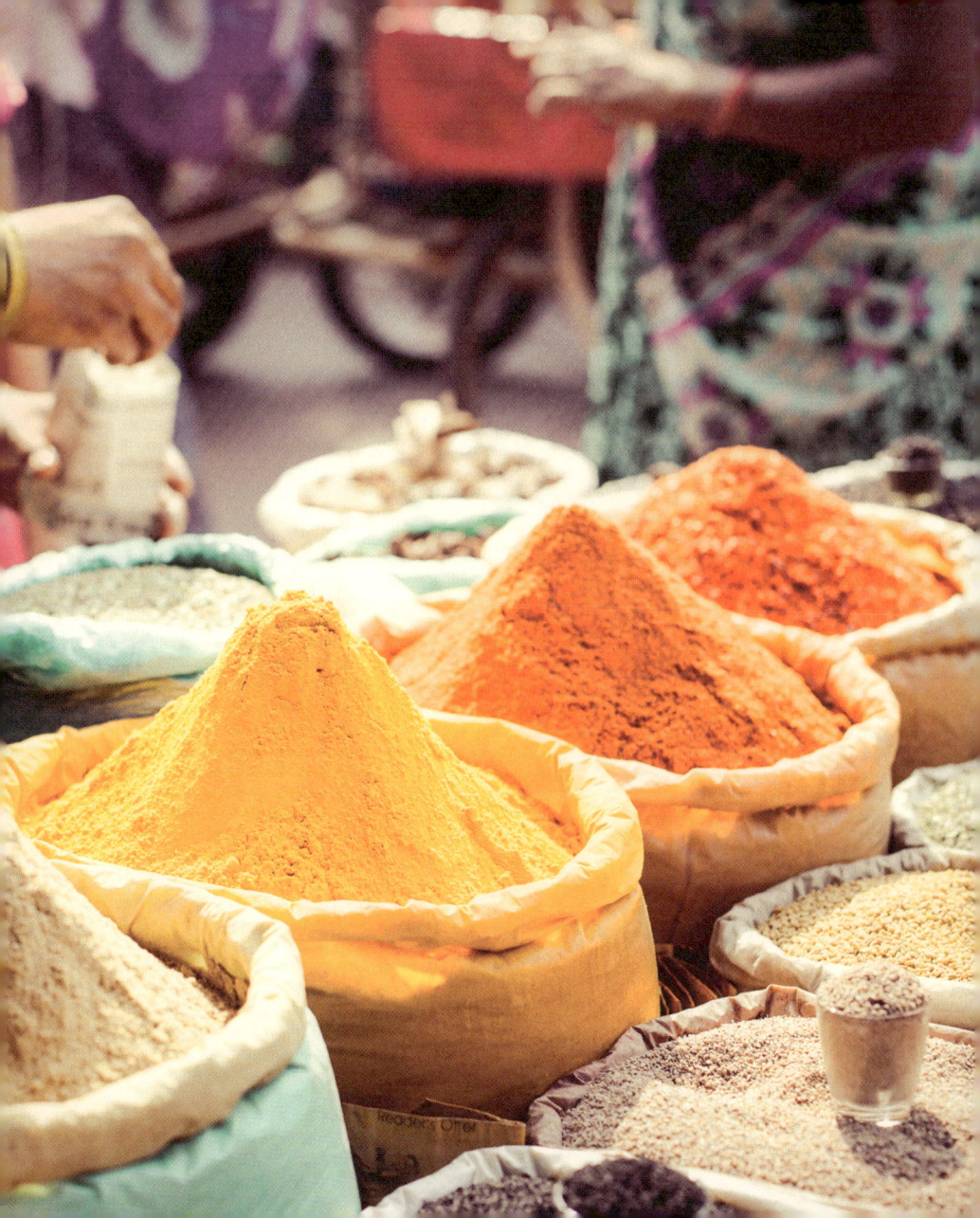

Gut zu wissen: Aroma und Geschmack vom Kreuzkümmel können aufdringlich sein, deswegen braucht es davon nur kleine Dosen. Aber das gesamte Verdauungssystem profitiert von dem Gewürz. Es stammt aus Ägypten, wird heute im gesamten Mittelmeerraum, im Mittleren und Fernen Osten, in Indien, Mexiko und vielen weiteren warmen und gemäßigten Regionen angebaut. Der Kreuzkümmel ist auch unter seinem lateinischen Namen Cumin bekannt, nicht zu verwechseln mit Cumarin. Man nennt ihn auch Mutter- und Römischen Kümmel. Mit dem eigentlichen Kümmel ist er nur entfernt verwandt, mit dem Schwarzkümmel gar nicht.

Besonders in Lateinamerika, Nordafrika und in Asien schätzt man den Kreuzkümmel, für Südindien ist er sogar charakteristisch.

Gemahlener Kreuzkümmel verliert schnell an Aroma und an gesundheitlich wirksamen Stoffen. Daher sollte man ganze Samen kaufen und sie vor der Verarbeitung kurz anrösten. Man kann sie ganz verwenden, oder man mahlt oder vermörsert sie.

Wichtig: Mit dem ätherischen Öl des Kreuzkümmels behandelte Hautpartien nicht dem direkten Sonnenlicht aussetzen, weil braune Flecken entstehen können. Das Öl nicht in der Schwangerschaft verwenden!

Kurkuma

Lateinischer Name: *Curcuma longa.*

Was ist es? Der Wurzelstock (das Rhizom) eines Ingwergewächses (*Zingiberaceae*).

Schmeckt gut in den meisten indisch angehauchten Gerichten, vor allem in Currys (dort ist sie die wesentliche Farbgeberin), auch in Eierspeisen, Salatdressings, Eintöpfen, besonders, wenn Linsen und/oder andere Hülsenfrüchte enthalten sind, in Reis und Reisgerichten wie Risotto und Paella, Cremesuppen, Chutneys, eingelegtem Gemüse, Kartoffelpüree, Polenta, Senf und Senfsoßen, in Gewürzmilch und Chai.

Mit Süßem harmoniert Kurkuma nur in geringen Dosen und hauptsächlich, um Farbe zu verleihen. So sehen zum Beispiel Getreidebreie wesentlich appetitlicher aus, wenn sie durch etwas Kurkuma eine goldgelbe Farbe bekommen.

Körperliche Wirkung: Kurkuma stimuliert das Immunsystem, beschleunigt Heilungsprozesse, besonders von schweren Erkrankungen wie Gallenblasen- und Leberentzündungen (Hepatitis) und Malaria. Sie gilt als natürliches Antibiotikum, hemmt Entzündungen und das Wachstum von Bakterien, Viren und Pilzen. Kurkuma wirkt gegen Magenschleimhautentzündungen, Magen- und Darmgeschwüre und das Reizdarmsyndrom, verhindert Fettablagerungen in den Arterien und kann daher gegen Thrombosen, Schlaganfall und Herzinfarkt vorbeugen. Sie kurbelt die Fettverbrennung an, ist also ein sogenannter Fatburner, senkt die Blutfett- und Cholesterinwerte und beugt Herz-Kreislauf-Erkrankungen, Multipler Sklerose, Demenz und Krebserkrankungen vor. Kurkuma ist entgiftend, galletreibend, verdauungsfördernd, unterstützt die Funktion der Leber, schützt sie und wirkt vor allem gegen Gelbsucht. Sie wirkt gegen rheumatische Beschwerden, Osteoporose, Magersucht, Erkältungen, Stirnhöhlenentzündungen, Atemprobleme wie Asthma und Bronchitis, Allergien. Äußerlich verwendet, hilft das Gewürz

außerdem gegen entzündliche Hauterkrankungen, Prellungen, Blutsaugerbisse, Augenentzündungen und schlecht heilende Wunden, zum Beispiel
bei Diabetikern.

Seelische Wirkung: Kurkuma wirkt auch hier entgiftend. Stärkt Nerven und
Gedächtnis, bringt Energie und gilt als Glücksbringer.

Ätherisches Öl, körperliche Wirkung: Kurkumaöl wirkt gegen Muskelschmerzen, auch Muskelkater, Arthritis, Arthrose, rheumatische Schmerzen, Beschwerden im Bauchraum. Es ist bakterientötend, blutdrucksenkend,
durchblutungsfördernd und schmerzlindernd.

Ätherisches Öl, seelische Wirkung: Hellt die Psyche auf, regt an.

Muskat

Lateinischer Name: *Myristica fragrans.*

Was ist es? Der Samen der bis zu fünf Zentimeter großen Beere vom immergrünen Muskatnussbaum. »Nuss« ist also nicht korrekt. Auch der Samen-
mantel dieser Beere wird als Gewürz und Heilmittel verwendet, er heißt
Macis. Der Geschmack und die Wirkung von Muskat und Macis ähneln sich.

Schmeckt gut in althergebrachten deutschen Gerichten wie Blumenkohl,
Spargel mit Soße hollandaise, (Rahm-)Spinat, Béchamelkartoffeln, Kartof-
felbrei, mit Käse überbackenem Gemüse. Aber auch mit Brokkoli, Rosen-

kohl, Wirsing, Kohlrabi und Nudelgerichten harmoniert der Geschmack ausgezeichnet, zudem mit Grieß- und Reisbrei, Honigkuchen, Kompott, Marmelade. Er kann Bestandteil von Tomatenketchup sein. Folgende Getränke profitieren von der Muskatnuss: heiße Schokolade, Gewürztee, Gewürzkaffee, Glühwein und Eggnog (Eierpunsch), das traditionelle nordamerikanische Weihnachtsgetränk.

Körperliche Wirkung: Muskat steigert die Leberfunktion, senkt die Blutfettwerte und verdünnt das Blut. Wirkt gegen Verdauungsschwäche und Blähungen, kann eventuell Krebs vorbeugen. Muskat kann den Magen beruhigen, aber auch Brechreiz verursachen, ist schmerzlindernd, entzündungshemmend und antiseptisch. In der chinesischen Medizin gilt die Muskatnuss als Stärkungsmittel.

Seelische Wirkung: Muskat beruhigt Nerven, Gehirn und Seele. Das Gewürz wirkt gegen Depressionen und steigert die sexuelle Lust.

Ätherisches Öl, körperliche Wirkung: Das Öl wird aus den »Nüssen« und aus den Samenmänteln gewonnen. Es wirkt antiseptisch, gegen Mikroben, schmerzlindernd, erwärmend und menstruationsfördernd. Fördert auch die Durchblutung, stärkt Leber und Herz, kräftigt das Verdauungssystem und hilft gegen Seekrankheit, verhindert oder lindert Mundgeruch. Es wirkt gegen Muskelschmerzen, Muskelkater, rheumatische Schmerzen, Gelenkentzündungen und Hexenschuss.

Ätherisches Öl, seelische Wirkung: Beruhigt und kräftigt. Es wirkt gegen Müdigkeit, Energielosigkeit und Depressionen und fördert die Intensität von Träumen.

Gut zu wissen: Der Muskatnussbaum stammt von den Südmolukken. Das ist eine winzige, unzugängliche Inselgruppe, die heute zu Indonesien gehört. Weil sie so selten und nur unter großen Umständen erhältlich waren, gehörten Muskatnüsse früher zu den teuersten Gewürzen. Trotzdem wurden sie innerhalb Asiens schon lange vor unserer Zeitrechnung häufig verwendet, zum Beispiel von chinesischen Ärzten als Schmerz- und Beruhigungsmittel. Im 11. Jahrhundert importierten arabische Ärzte Muskat nach Europa. Hier setzte man sie unter anderem zur Stärkung des Magens und zur Stimmungsaufhellung ein.

Das Aroma der Muskatnuss ist in der Natur einzigartig. Dennoch haben die Menschen Vergleiche gezogen. Ihr Name leitet sich von der lateinischen Bezeichnung »nuces moschatae« her, das heißt »nach Moschus duftende Nüsse«.

Heute kultiviert man den Muskatnussbaum in vielen tropischen Ländern, nicht nur in Asien, sondern auch in Südamerika. Wichtigste Lieferanten sind Indien und die in der südöstlichen Karibik liegende Gewürzinsel Grenada. Sie führt die Muskatnuss sogar in ihrer Nationalflagge. Deutschland ist der weltweit größte Importeur von Muskat und Macis, vor allem, weil damit Würste aromatisiert werden, zum Beispiel die berühmten Münchner Weißwürste.

Das Gewürz ist anfällig für Schimmelbefall. Man muss es daher vor jeder Verwendung prüfen und sollte immer nur kleine Mengen davon kaufen.

Zum Mörsern und Mahlen ist es nicht geeignet, es sollte gerieben werden. Erst dadurch werden die intensiven Würz- und Heilkräfte freigesetzt. Immer erst zum Ende der Garzeit zum Gericht geben.

Wichtig: Muskat nur äußerst gering dosieren, weil größere Mengen Vergiftungen bewirken können. Nicht ins Badewasser geben. In der Schwangerschaft vermeiden.

Pfeffer

Lateinischer Name: *Piper nigrum.*

Was ist es? Die Kerne von Früchten einer immergrünen tropischen Kletterpflanze aus der Familie der Pfeffergewächse (*Piperaceae*). Grüner, schwarzer, weißer und roter Pfeffer sind die Früchte ein und desselben Baumes. Am besten nimmt man frisch gemahlenen schwarzen Pfeffer, wenn man in den vollen Genuss von Aroma und Heilwirkungen kommen möchte.

Schmeckt gut als natürlicher »Geschmacksverstärker« von fast allem, zum Beispiel Salaten, Marinaden, Aufstrichen, Dips, Suppen, Eintöpfen, Eierspeisen, Curry-Gewürzmischungen und -gerichten, Chutneys, Kompotten, Quark und Käse bis hin zu Schokoladendesserts, heißer Schokolade, Chai, Gewürztee und -kaffee, außerdem als Bestandteil von Bloody Mary. Schwarzer Pfeffer sollte immer als Ganzes gekauft und am Schluss in das fertige Gericht hinein gemahlen werden.

Körperliche Wirkung: Pfeffer regt Appetit und Verdauung an, hilft andererseits gegen Durchfall, stillt Schmerzen, senkt Fieber, lindert Erkältungen, fördert die Durchblutung und hemmt Bakterien. Er desinfiziert und tötet Keime, kann auch eventuell im Essen befindliche Krankheitskeime vernichten. Das Gewürz unterstützt das Herz und wärmt Hände und Füße.

Seelische Wirkung: Er mobilisiert die Lebensfreude, regt an, stimuliert Glückshormone, liefert Energie, hilft gegen Konzentrationsschwäche und Müdigkeit. Abends sollte davon nur wenig verzehrt werden, weil zu viel Pfeffer das Einschlafen behindern könnte. Auch bei Stress und Aufregung besser gering dosieren. Pfeffer wirkt gegen Impotenz und Frigidität, macht also im doppelten Wortsinn scharf.

Ätherisches Öl, körperliche Wirkung: Pfefferöl ist ein starker Entzündungshemmer, es rötet die Haut, wärmt, fördert die Durchblutung, kann aber trotzdem in geringer Dosierung Fieber senken. Es löst Krämpfe und »Winde« und regt die Verdauung an. Es stimuliert Nierentätigkeit und Harnproduktion, lindert Muskelschmerzen, Muskelkater, rheumatische und arthritische Schmerzen und kann wegen seiner Schärfe Tiere in die Flucht schlagen.

Ätherisches Öl, seelische Wirkung: Wirkt gegen Müdigkeit und Gefühlskälte, aphrodisiert und erdet.

Gut zu wissen: Pfeffer wurde als eines der ersten Gewürze aus dem Morgenland, von dort, »wo der Pfeffer wächst«, in den Mittelmeerraum und nach

Europa gebracht. Er war so kostbar, dass man ihn als Zahlungsmittel verwendete und mit Gold aufwog. Außerdem ließ man sich alles Mögliche einfallen, um ihn zu strecken, zum Beispiel mit schwarzen Senfkörnern oder Wacholderbeeren.

Heute wird der Pfeffer in vielen tropischen Gegenden kultiviert, wobei der Anbau sehr viel Aufwand erfordert. Nach wie vor kommt er aus seinem ursprünglichen Verbreitungsgebiet, dem südostasiatischen Raum, vor allem aus Indien, Sri Lanka, Thailand, Sumatra, Indonesien und Malaysia. Das Zentrum des Pfefferhandels ist Singapur. Aber auch im Amazonasgebiet Brasiliens baut man Pfeffer an, in Madagaskar, Westafrika und auf den Philippinen. Alfons Schuhbeck meint, der beste Pfeffer komme von der Malabarküste in Südwestindien.

Überall auf der Welt führt der Pfeffer die Hitliste der Gewürze an. Pro Jahr werden weltweit etwa 145 000 Tonnen geerntet.

Piperin, der mengenmäßig wichtigste Scharfstoff des Pfeffers, befindet sich vor allem in der Wand der Früchte. Die bleibt beim schwarzen Pfeffer bestehen, beim weißen Pfeffer wird sie abgerieben. Deswegen ist dieser nicht so scharf wie schwarzer Pfeffer und nicht sehr gut dafür geeignet, die Wirkstoffe der Kurkuma aufzuschließen. Also: Kurkuma plus schwarzer Pfeffer lautet die Zauberformel. Außerdem gehört noch etwas Pflanzenöl dazu.

Biologisch ist Piperin ein chemisches Abwehrmittel der Pflanze. Es schützt die Samen davor, von Tieren gefressen zu werden. Früher stellte man piperin- beziehungsweise pfefferhaltige Salben zur Behandlung von Krätze her, denn Piperin tötet Krätzmilben. Wegen der insektentötenden Wirkung des Piperins brauchen in der Plantagenkultur des Pfeffers keine chemischen Sprühmittel eingesetzt zu werden, das Piperin bietet einen natürlichen Schutz.

Die Eigenschaften des Piperins sind auch dafür verantwortlich, dass Pfeffer bei Verzehr desinfizierend, keimtötend und durchfallhemmend wirkt. Außerdem setzt er körpereigene Opiate frei, die Schwung verleihen.

Piperin ist lichtempfindlich, deswegen muss man das Gewürz unbedingt lichtgeschützt aufbewahren.

Wer Pfeffer mitkochen möchte, sollte ganze Körner nehmen. Am besten in ein Leinensäckchen füllen und nach dem Kochen entfernen. Aber es empfiehlt sich auch in diesem Fall, zusätzlich Körner frisch zu mahlen und den Pfeffer so zum Nachwürzen direkt in die fertige Speise zu geben.

Schwarzkümmel

Lateinischer Name: *Nigella sativa.*

Was ist es? Die Samen einer Pflanze aus der Familie der Hahnenfußgewächse (*Ranunculaceae*). Mit Kümmel oder Kreuzkümmel hat er nichts zu tun.

Schmeckt gut in Kartoffel- und Eiergerichten, zusammen mit Karotten und Kürbis, Tomaten, Auberginen, Bohnen, Gurken und Kohl, in Chutneys, Curry-Gewürzmischungen und -gerichten. In Indien gibt man ihn ungemahlen, aber geröstet zu Gemüse, vor allem zu Hülsenfrüchten. Er lässt sich gut mit Käse kombinieren, zum Beispiel als »Panade« von Frischkäsebällchen. Passt auch zu Brot und auf Brot und andere Backwaren gestreut. In Süßspeisen wird er normalerweise nicht verwendet. Der Geschmack ist intensiv, daher sensibel dosieren.

Körperliche Wirkung: Schwarzkümmel unterstützt das Abwehrsystem des Körpers und bringt es in ein natürliches Gleichgewicht. So wirkt er gegen Erkältungen, Entzündungen, Allergien, Hautleiden. Er tötet Bakterien, Viren und Pilze und beschleunigt die Wundheilung und Zellerneuerung. Er wirkt als Radikalfänger, fördert die Verdauung, entwässert und entgiftet, beugt Gefäßkrankheiten vor, senkt den Blutzuckerspiegel. Das Gewürz wirkt harntreibend und gallefreundlich und eignet sich auch hervorragend zur Heilung von Tieren.

Seelische Wirkung: Schwarzkümmel stabilisiert Psyche und Nervensystem und wirkt daher beruhigend.

Ätherisches Öl: Beim Schwarzkümmelöl handelt es sich nicht um ein ätherisches, sondern um ein sogenanntes fettes Öl. Es ist also einfach das Öl aus den Samen, wie man es beispielsweise aus Sesamsamen herstellt. Allerdings ist ein geringer Prozentsatz – etwa 0,5 bis 1,5 Prozent – des Schwarzkümmelöls doch ätherisch, worin seine Wirkung begründet liegt. Man kann es in Kapseln abgefüllt, aber auch in einem Fläschchen kaufen und mit dem Löffel einnehmen. Es hilft dabei, den Cholesterinspiegel zu senken sowie die Dauer von Erkältungen und Allergien zu verringern. Außerdem lindert es wunderbarerweise die Symptome von Diabetes. Pur ist es auch gut für äußere Anwendungen geeignet, zum Beispiel gegen Hautprobleme.

Gut zu wissen: Die Pflanze stammt aus Nordafrika und Westasien. Von dort fand sie im frühen Mittelalter ihren Weg nach Europa, wo sie bis vor etwa 200 Jahren gern als Heilmittel verwendet wurde. Danach geriet der Schwarzkümmel zugunsten anderer Heilmittel in Vergessenheit. Vor einigen Jahren aber wurde er wiederentdeckt, seitdem setzt man ihn erfolgreich sowohl in der Tierheilkunde als auch in der Humanmedizin ein. Die Wissenschaft interessiert sich sehr für ihn.

Man kann Schwarzkümmel zerstoßen, vermörsern, mahlen oder ganz verwenden. Man sollte ihn sparsam dosieren, weil er, wie gesagt, leicht »vorschmeckt«.

Senfsamen

Lateinischer Name: *Sinapis alba* (weiße oder gelbe Senfsamen), *Brassica juncea* (indische, braune Senfsamen), *Brassica nigra* (schwarze Senfsamen), *Sinapis arvensis* (Ackersenf).

Was ist es? Die Samen dieser vier Pflanzen, die allesamt Kreuzblütengewächse (*Brassiaceae*) sind. Es besteht eine Verwandtschaft zu Raps, Kresse und Rettich. *Sinapis alba* und *Sinapis arvensis* wachsen in Europa und Nordamerika, sie gehören zu den wenigen bei uns heimischen Gewürzen. *Brassica juncea* wächst in Indien, *Brassica nigra* in Südeuropa und im westlichen Asien. Weil Letzterer schwierig zu ernten und deswegen sehr teuer ist, spielt er keine große Rolle.

Schmeckt gut: Senfkörner weisen im Gegensatz zu den meisten anderen Gewürzen kaum einen Geruch auf. Um ihr Aroma zu erschließen, röstet man sie in Indien ungemahlen in etwas Fett an. Dabei entwickeln sie weniger Schärfe als vermutet, ihr Geschmack geht jetzt mehr in eine nussige Richtung. So passen sie in Currys und andere Gemüsegerichte, besonders auch in solche, die Hülsenfrüchte enthalten. Erstaunlicherweise geht der Geschmack mit Kokosmilch zusammen.

Hier bei uns geben Senfsamen in Essig und Marinaden eingelegt ihr scharfes Aroma ab, zum Beispiel in Gewürzgurken und »Pickles«, auch in Chutneys. In Chutneys und in Senffrüchten vermählt es sich ausnahmsweise mit der Geschmacksrichtung Süß. Sonst sind die Samen ein hervorragender Bestandteil von pikanten Soßen, Dressings, Brotaufstrichen, Marinaden, von Sauerkraut und Backwaren.

Die wichtigste Zubereitung aus weißen Senfsamen ist Senf oder Mostrich (mehr dazu auf Seite 98). Senf passt besonders gut zu Eiern und zu Käse, einem Sandwich mit Ei und/oder Käse verleiht er erst den richtigen Pfiff. Dips und Soßen werden gern mit Senf gewürzt.

Körperliche Wirkung: Senf unterstützt die Verdauung, besonders von fetten Speisen. Er kann abführend wirken, regt den Appetit und die Absonderung von Magen- und Gallensaft an. Er unterstützt die Funktion der Leber. Senf wirkt gegen niedrigen Blutdruck und antibiotisch, besonders gegen Erreger von Erkältungskrankheiten, Blasen- und Harnwegsentzündungen. Er hilft, Knochensubstanz, Haut und Haare aufzubauen und aktiviert viele Enzyme.

Seelische Wirkung: Senf weckt die Lebensenergie und soll das Erinnerungsvermögen anregen.

Ätherisches Öl: Es gibt ein ätherisches Öl, das für Einreibemittel verwendet wird. Für den Hausgebrauch ist es nicht zu empfehlen. Aber man stellt aus

Senfsamen durch Auspressen ein Speiseöl her, also kein ätherisches Öl. Dieses Speiseöl ähnelt dem Rapsöl, es schmeckt würzig. Vor allem in der indischen und chinesischen Küche ist es gängig.

Gut zu wissen: Die bekannteste, wichtigste und beliebteste Zubereitung aus weißen Senfsamen ist Senf oder Mostrich. Hergestellt wird Senf mit gemahlenen Körnern. Dieses Pulver entwickelt im Zusammenhang mit Wasser, Essig, Brühe, Wein, Südwein die typische Schärfe. Dazu kommen eventuell noch weitere Zutaten, zum Beispiel Honig, frische Kräuter oder andere Gewürze. Besonders in Großbritannien und den USA gehört Kurkumapulver hinein, das die appetitliche Farbe bewirkt und zusätzlich »gesund ist«. Jedem selbst gemachten oder gekauften Senf darf Kurkuma beigefügt werden. Wichtig ist nur, beim Kauf von fertigem Senf darauf zu achten, dass es sich um ein hervorragendes, naturreines Produkt ohne unerwünschte Zusätze handelt. Es lohnt sich unbedingt, die jeweilige Zutatenliste genau zu studieren, denn man könnte unangenehme Überraschungen erleben. Manche Arten von Gourmetsenf enthalten nämlich geradezu abenteuerlich schädliche Zusatzstoffe, dabei hätte man gedacht, hier kauft man etwas besonders Gutes. Der Klassiker Düsseldorfer Löwensenf hingegen, erhältlich in jedem Supermarkt, ist ein hervorragendes, natürliches Produkt, das noch dazu fantastisch schmeckt.
Fertig zubereiteter Senf wird auch deswegen geschätzt, weil er emulgierend wirkt, das heißt, er verleiht Mayonnaisen, Vinaigrettes und Soßen nicht nur seinen ganz speziellen, scharf-würzigen Geschmack, sondern er hilft auch, sie einzudicken.
Senfsamen können auf einem angefeuchteten Tuch oder einem Stück Kü-

chenkrepp zum Keimen gebracht werden. Die Keimlinge schmecken scharf und passen gut in Salat.

Tonkabohne

Lateinischer Name: *Dipteryx odorata.*

Was ist es? Getrocknete Samen des Tonkabohnenbaumes, der zur Familie der Hülsenfrüchtler (*Fabaceae*) gehört.

Schmeckt gut vor allem in Süßspeisen wie Keksen, Kuchen, Desserts, die auf Mohn, Kokos, Sahne oder Milch basieren; aber auch in üppigen, eher winterlichen pikanten Gerichten mit leicht süßen Akzenten. Zu folgenden Gemüsen passt das Aroma der Tonkabohne besonders gut: Pilze, Kürbis, Karotten, Artischocken, Sellerie, Schwarzwurzeln, Topinambur, Tomaten, rote Zwiebeln; außerdem macht sie sich gut in Chutneys. Sie muss sparsam dosiert werden, aber dann eignet sie sich zur Kombination mit praktisch allen in diesem Kapitel aufgeführten Gewürzen, natürlich auch mit Kurkuma.

Körperliche Wirkung: Die Tonkabohne wirkt gegen Übelkeit, Husten, Ohrenschmerzen, Asthma, Krämpfe und als Stärkungsmittel.

Seelische Wirkung: Stärkend, beruhigend und fördert den Schlaf.

Ätherisches Öl, körperliche Wirkung: Durch Alkoholextraktion der getrockneten Bohnen wird ein ätherisches Öl hergestellt, das genau wie die Bohne

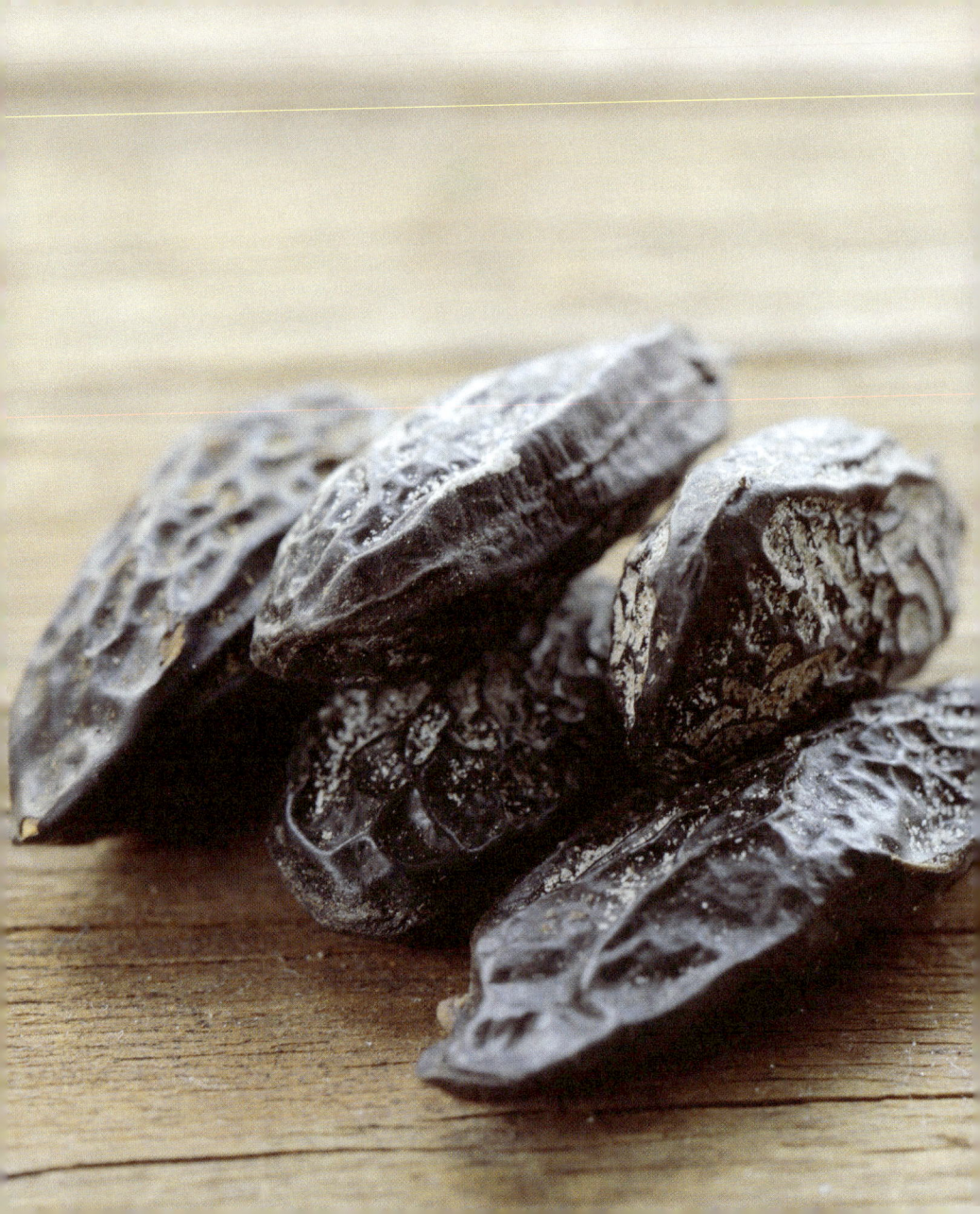

bzw. wie Extrakte aus der Bohne gegen Übelkeit, Husten, Ohrenschmerzen, Asthma und Krämpfe wirkt.

Ätherisches Öl, seelische Wirkung: Das Öl fördert den Schlaf, wirkt erotisierend, stimmungsaufhellend, gegen Konzentrationsschwäche und innere Unruhe. Es verleiht Geborgenheit und Sicherheit.

Gut zu wissen: Die Tonkabohne wird vor allem in Venezuela, Brasilien, der Karibik und Nigeria angebaut. Bei uns ist sie ein »modernes« Gewürz, die breite Öffentlichkeit hat sie noch nicht entdeckt. Das hat aber die Spitzengastronomie getan, beziehungsweise sie hat sie wiederentdeckt. Die Bohne selbst sieht nicht nach viel aus, sie ist schwarz und schrumpelig. Duft und Geschmack allerdings sorgen für einen Wow-Effekt, sie sind nämlich außerordentlich intensiv, gehen in Richtung Vanille, Bittermandel, Marzipan, Cocktailkirschen, Karamell. Weil die Tonkabohne vergleichsweise preiswert ist, wird sie gern als Vanilleersatz verwendet. Man erhält sie in einigen Gewürzfachgeschäften, auf jeden Fall aber kann man sie in der Apotheke bestellen.

Das ätherische Öl wird nicht nur aus medizinischen Gründen oder zum Beduften von Räumen verwandt, sondern man aromatisiert damit auch Tabak, und man nimmt es als Bestandteil von Herrenparfums.

Die Bohne wird entweder mit einer Muskatreibe in das entsprechende Gericht oder Getränk hineingerieben, oder sie wird gehackt, in Milch oder Sahne aufgekocht und dann zum Aromatisieren ein bis zwei Stunden lang stehen gelassen. Abseihen und die Flüssigkeit weiterverarbeiten. Die Stückchen lassen sich mehrfach zum Aufkochen verwenden, weil ihr Aroma so stark ist.

Die getrocknete Tonkabohne schmeckt
besonders gut in Süßspeisen, die auf Mohn,
Sahne oder Milch basieren.

Wichtig: Tonkabohnen enthalten einen vergleichsweise hohen Anteil an Cumarin. Das ist ein natürlicher Aromastoff, der auch in Kassiazimt und Waldmeister vorkommt. Er sollte nur in kleinen Mengen verzehrt werden. Daher dieses Gewürz nicht zu hoch dosieren und nicht zu häufig verzehren.

Zimt und Kassia

Lateinischer Name: *Cinnamomum ceylanicum* oder *Cinnamomum verum* (Zimt), *Cinnamomum cassia* (Kassia). Beide gehören zur Familie der Lorbeergewächse (*Lauraceae*). Geschmack und Wirkungsweise sind ähnlich, wobei ceylonesischem Zimt der Vorzug gegeben werden sollte (siehe »Gut zu wissen«).

Was ist es? Die abgeschälte, getrocknete und fermentierte Rinde eines ursprünglich in Ceylon (Sri Lanka) wachsenden (Zimt) beziehungsweise eines im Südosten Chinas heimischen Baums (Kassia).

Schmeckt gut in Tomatensuppen und -soßen, gehört unbedingt in Ketchup. Köstlich in Schwarzwurzeln, Rotkohl (Blaukraut), Curry-Gewürzmischungen und Currygerichten und Dips. In Süßspeisen wie Reis- und Grießbrei, Kuchen, Keksen, Lebkuchen, Eiscreme, Bratäpfeln, Kompotten, auch solchen aus Trockenfrüchten. Zimt verleiht Chai, Gewürztee, -milch und -kaffee, heißer Schokolade, Glühwein und (Kinder-)Punsch den letzten Schliff.

Körperliche Wirkung: Zimt gilt als natürliches Antibiotikum, wirkt gegen Diabetes, Übelkeit, Blähungen, leichten Durchfall, Appetitlosigkeit. (Deswegen ist er in den meisten Magenbittern zu finden). Er wird eingesetzt gegen Parasiten, Darminfektionen, Darmkoliken, Reizhusten, Rachenentzündungen, Heiserkeit, Kreislaufschwäche und niedrigen Blutdruck. Zimt wärmt und wird äußerlich gegen Fußprobleme angewandt.

Seelische Wirkung: Verbessert Konzentration und Erinnerungsvermögen. Gegen Depressionen, wärmt auch die Seele. Zimt ist ein Aphrodisiakum.

Ätherisches Öl, körperliche Wirkung: Kassia- und Zimtrindenöl können die Haut stark reizen und auch sonst unerwünschte Nebenwirkungen verursachen. Daher sollten medizinische Laien sie nicht anwenden. Aber das Zimtblätteröl wird viel und gern genommen, wobei man auch dieses äußerst vorsichtig dosieren muss. Es wirkt zusammenziehend, anregend, antiseptisch, appetitanregend, blutstillend, krampflösend und menstruationsfördernd. Man verwendet es gegen Wespenstiche, zur Zahn- und Zahnfleischpflege, gegen Darmkrämpfe, Erkältungen, Infektionskrankheiten, Muskelschmerzen und Zellulite. Zusammen mit etwas Essig macht ätherisches Zimtöl das Putzwasser zu einem kraftvollen Vernichter von Krankheitskeimen. Dabei mit Gummihandschuhen arbeiten, weil es die Haut angreifen kann.

Ätherisches Öl, seelische Wirkung: Zimtöl wirkt als Aphrodisiakum, gegen Impotenz, Frigidität und innere Kälte, gegen Niedergeschlagenheit, Überarbeitung, Erschöpfung, Depressionen und stressbedingte Beschwerden.

Gut zu wissen: Zur Gattung der Zimtgewächse gehören etwa 150 verschiedene tropische Baumarten. Sie stammen alle aus Süd- oder Südostasien und wurden schon immer als Heilmittel und Gewürz verwendet. Nur drei davon sind heute wirtschaftlich wichtig. Die längste historische Bedeutung hat Kassia, auch Chinesischer Zimt oder Kassiazimt genannt. Kassia stammt ursprünglich aus dem Südosten Chinas. Heute wird sie nicht nur in China, sondern auch in Japan, Vietnam und Indonesien angebaut. Sie schmeckt nicht ganz so raffiniert wie ceylonesischer Zimt, vor allem aber enthält sie mehr Cumarin, das dem Körper in größeren Mengen nicht zuträglich ist. Deshalb sollte man ceylonesischen Zimt vorziehen.

Die zweite wirtschaftlich wichtige Sorte heißt Padangzimt und stammt aus Indonesien. Er ähnelt im Geschmack dem ceylonesischen Zimt, der hier bei uns an erster Stelle steht. Der kommt, wie der Name sagt, aus Ceylon bzw. Sri Lanka und Südwestindien, wo bis heute die größten Anbaugebiete liegen. Daneben wird er aber auch auf den Seychellen und in Madagaskar kultiviert. Zimt war eins der ersten Gewürze, die ihren Weg über die alten Fernhandelsstraßen in fremde Länder fanden.

Im Ayurveda spielt Zimt seit jeher eine Rolle. Schon dort wurde und wird er unter anderem zur Regulierung des Blutzuckerspiegels eingesetzt. Dass dies tatsächlich so ist, bestätigen neue wissenschaftliche Untersuchungen. Man fand unter anderem heraus, dass das Gewürz den Pflanzenstoff »MHCP« (Methylhydroxy-Chalcone-Polymer) enthält. Er wirkt direkt an der Stelle, an der das Insulin die Körperzellen für die Aufnahme von Zucker aus dem Blut öffnet. Empfohlen wird, dass Menschen mit Diabetes verstärkt Zimt zu sich nehmen, entweder in Form von Kapseln oder in ihrer Nahrung; eine denkbar einfache und wohlschmeckende Therapie.

Zum Kochen werden die ganzen Zimtstangen oder Zimtpulver genommen. Das Pulver sollte nicht zu lange lagern.

Wichtig: Schwangere sollten Zimt in allen Darreichungsformen meiden. Bluthochdruckpatienten und Allergiker müssen damit vorsichtig sein.

Zitronengras

Lateinischer Name: *Cymbopogon citratus.*

Was ist es? Stamm und Blätter eines Süßgrasgewächses (*Poaceae*).

Schmeckt gut in Gemüsegerichten, Eintöpfen, Currypasten und -gerichten, Dips, Aufstrichen, Marinaden, Soßen, Suppen. In fruchtigen Süßspeisen, als Tee. Es verleiht ein frisches, zitroniges Aroma. Nur der unterste, saftige Teil, der nicht grün, sondern weiß ist, kann mitgegessen beziehungsweise zu einer Paste verarbeitet werden. Das trockene Gras ist zu holzig zum Verzehr, es wird vor dem Servieren entfernt.

Körperliche Wirkung: Im Ayurveda wurde und wird Zitronengras bei Infektionskrankheiten und Fieber eingesetzt, denn es wirkt stark antiseptisch und bazillentötend.

Seelische Wirkung: Es beruhigt das zentrale Nervensystem. Zitronengrastee wird als Beruhigungsmittel getrunken.

Ätherisches Öl, körperliche Wirkung: Zitronengrasöl unterstützt das Immunsystem, stimuliert, verleiht Kraft, heizt den gesamten Stoffwechsel an und soll daher verjüngend wirken. Es erleichtert den roten Blutkörperchen

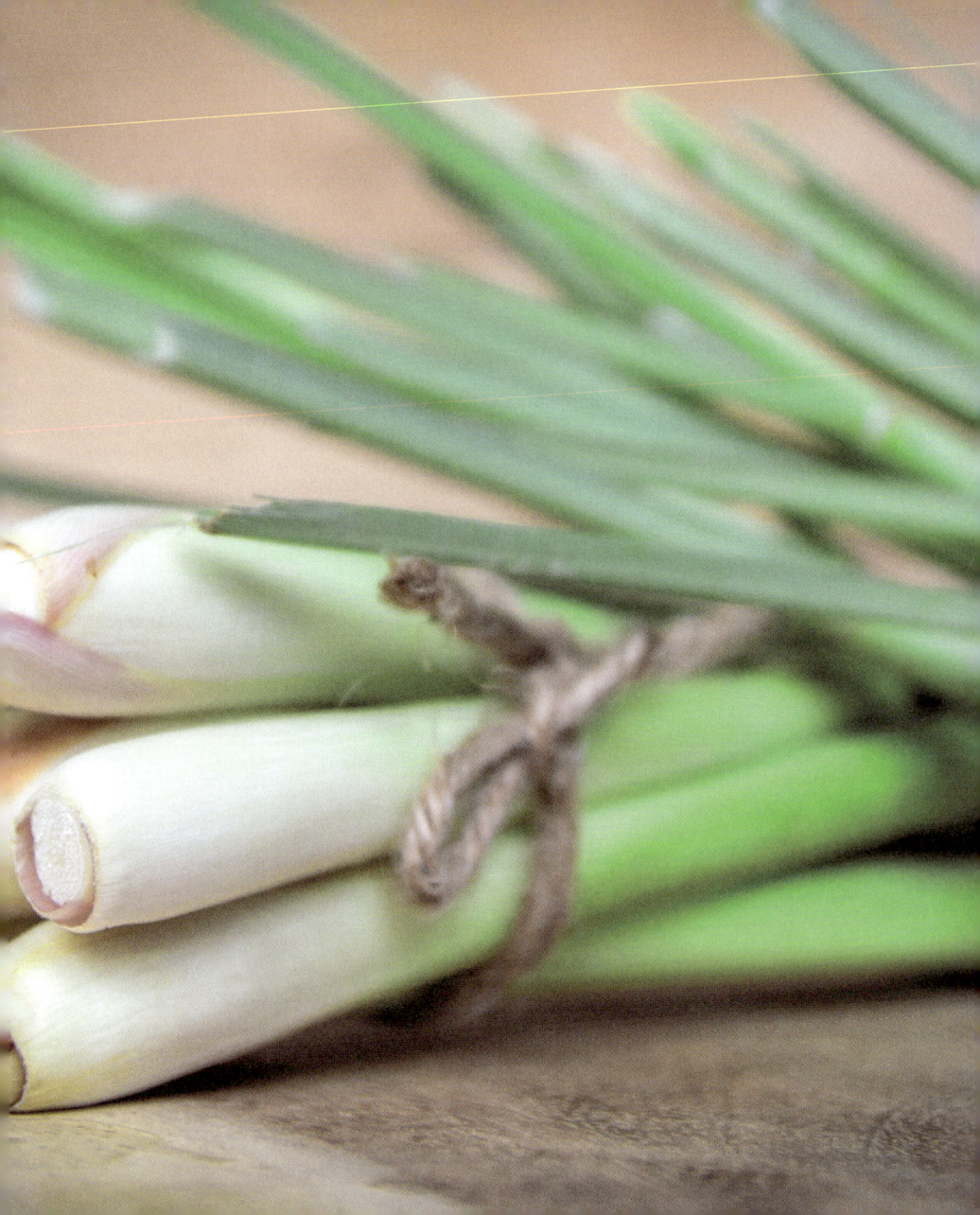

die Aufnahme von Sauerstoff – Blut entschlackt umso leichter, je sauerstoffreicher es ist. Das Öl lindert Kopfschmerzen, andere Schmerzen, Fieber und Blähungen, es erfrischt, desodoriert, wirkt antiseptisch, zusammenziehend, tötet Bakterien und Pilze, wirkt gegen Akne. Es fördert den Milchfluss bei stillenden Müttern, und es vertreibt Insekten.

Ätherisches Öl, seelische Wirkung: Zitronengrasöl wirkt gegen nervöse Erschöpfung, Depressionen, stressbedingte Beschwerden, zum Beispiel Kopfschmerzen, und stärkt Nerven und Seele.

Gut zu wissen: Vom Zitronengras gibt es zwischen 50 und 60 Arten, sie gehören zur Familie der Süßgrasgewächse. Die Arten sind meist in Südasien, Südostasien und Australien heimisch, dort werden sie auch kultiviert. Getrocknetes Zitronengras wurde schon auf dem Rücken von Kamelen über die Gewürzstraße aus dem tropischen Asien zu uns transportiert. Darauf weist der holländische Name hin: Kamelhewe, das bedeutet »Kamelheu«. Man nahm es bei uns früher zum Bierbrauen und für Gewürzwein. Weil es schnell, üppig und unkompliziert wuchs und wächst, war und ist es preiswert. Auch das ätherische Öl ist preiswert und spielt in der Aromatherapie eine wichtige Rolle. Sein Duft gefällt fast allen Menschen, Insekten fühlen sich davon allerdings abgestoßen – wunderbar! Frisches und getrocknetes Zitronengras gibt es in Asialäden oder auf dem Markt. In frischem Zustand hält es sich einige Zeit lang im Gemüsefach des Kühlschranks.

Wichtig: Das Öl kann die Haut reizen, daher vorsichtig dosieren und vor der Anwendung grundsätzlich verdünnen.

Zitronengras verleiht Speisen
ein fruchtiges, zitroniges Aroma.

Rezepte

Hier finden Sie eine Auswahl von Grundrezepten, in die Kurkuma und andere scharfe Gewürze gut hineinpassen und die sich wunderbar abwandeln und variieren lassen. Viele sind orientalisch angehaucht, aber es gibt auch welche aus der guten deutschen Küche. Alle Rezepte sind vegetarisch, nicht unbedingt vegan. Die Zutaten können Sie sich ohne Schwierigkeiten beschaffen, sie kosten nicht viel. Und selbst wenn Sie kein ausgewiesener Küchenprofi sind: Sie schaffen das! Die Ergebnisse schmecken und tun gut, und sie machen Lust auf mehr.

Thai-Currypaste

Der Restaurantleiter und Kochbuchautor Vatcharin Bhumichitr erklärt in seinem kenntnisreichen und wunderschön illustrierten Buch »Thai-Currys«, welch eine zentrale Rolle Currygerichte in der thailändischen Küche spielen. Wobei dort für diese Gerichte meist der Begriff »gaeng pet« verwendet wird, das bedeutet eingedickte würzige Flüssigkeit.

Während indische Currygerichte meist mit pulverisierten Gewürzen plus Pflanzenöl oder Ghee plus Joghurt zubereitet werden, ist die Basis von Thai-Currys eine Paste aus bzw. mit frischen Kräutern und Gewürzen plus Kokosmilch. »Viele der Thai-Currypasten gelten als gesund und sogar als Medizin«, schreibt er.

Zu den wesentlichen Zutaten, die er aufführt, gehört selbstverständlich

Kurkuma ist eine der wesentlichen Zutaten für die Herstellung einer Currypaste.

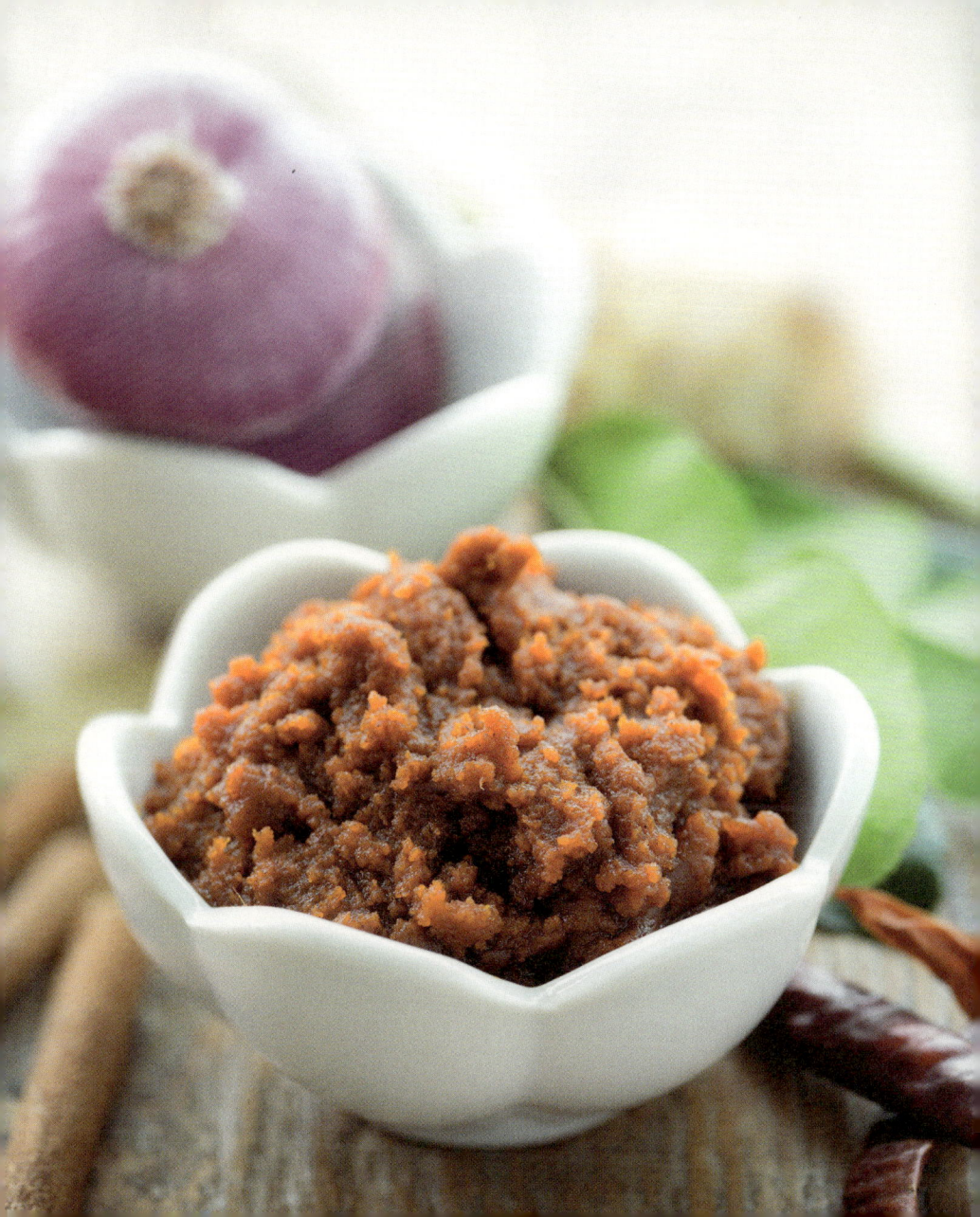

Kurkuma dazu. Auch Chilischoten findet er sehr wichtig. Mit ihnen beginnt er, wenn er eine Currypaste herstellt, denn Chilischoten sind meist die härteste Zutat. Man sollte mit den härtesten beginnen, dann die weicheren hinzufügen. Er empfiehlt, mit einem Mörser zu arbeiten, sagt aber, dass ein Mixer ebenfalls geeignet ist. Im Mixer wird etwas Flüssigkeit benötigt, die sollte Wasser sein, kein Öl, denn durch Öl würde die Masse unangenehm zäh.

Hier ein Rezept:

30–40 kleine getrocknete Chilischoten

½ TL grobes Meersalz

20 g Schalotten

30 g Knoblauch

2 EL fein gehackte frische Kurkuma oder 2 EL Kurkumapulver

Chilischoten längs aufschlitzen, entkernen und in warmem Wasser einweichen. Abtropfen lassen, mit Küchenpapier abtrocknen und klein schneiden. Mit dem Salz vermörsern. Schalotten und Knoblauch schälen und fein hacken, nach und nach mit der Chilipaste vermörsern. Zum Schluss Kurkuma unterarbeiten.

Bhumichitr schreibt, mit etwas Übung sei eine Currypaste in einer halben Stunde hergestellt. »Das mag zwar anstrengend sein, baut aber auch Stress ab, und der Einsatz lohnt sich.« Das heißt, sowohl kulinarisch, als auch was die gesundheitliche Wirkung anbetrifft, wird man bestimmt positiv überrascht. Zitronengras ist ebenfalls für die Herstellung von Pasten sehr beliebt, es gilt in der südostasiatischen Küche als Grundgewürz. Es sollte aber dafür nur der frische, saftige, helle Teil verwendet werden, der noch nicht holzig ist.

Curry-Gewürzmischung

Eine individuelle Curry-Gewürzmischung kann alle oder einige der vorgestellten Gewürze enthalten, wobei Kurkuma auf alle Fälle drin sein sollte. Hier als Beispiel ein Grundrezept für eine Mischung, die Menge reicht für ein Currygericht für 4 Personen.

2 EL Kurkumapulver
1 EL frisch zerstoßene oder
gemahlene Koriandersamen
½ TL ganzer oder gemahlener
Schwarzkümmel
½ TL frisch gemahlener Kreuzkümmel

½ TL frisch gemahlener schwarzer
Pfeffer
nach Belieben etwas Kardamom,
Chili, Muskat …

Diese Mischung möglichst umgehend verkochen, sie hält sich aber auch ein bis zwei Wochen in einem dunklen Schraubglas. Man kann sie einfach so verwenden, zum Beispiel, indem man sie zum Teil eines Salatdressings macht oder Joghurt damit würzt.

Für ein heißes Gericht in Pflanzenöl anbraten, darin eventuell vorher Zwiebeln, Knoblauch und/oder frischen, fein gewürfelten Ingwer andünsten. Mit gekochtem, klein geschnittenem Gemüse oder zerkleinerten Tomaten (auch solchen aus der Dose oder dem Tetrapack), mit Kokosmilch oder Sahne ablöschen. Erst ganz am Schluss Pfeffer und Muskat in das fertige Gericht einrühren, dann servieren.

Arabisches Kaffeegewürz

Gewürzter Kaffee schmeckt köstlich, außerdem ist er bekömmlicher als un-
gewürzter. Sie bereiten ihn zu, indem Sie die Gewürzmischung zusammen
mit dem gemahlenen Kaffee in den Filter geben. Sie können sie auch in den
fertig aufgebrühten Kaffee rühren oder auf eine Sahne- oder Milchschaum-
haube streuen.

3 EL gemahlener Kardamom
1 EL Zimtpulver
1 TL Kurkumapulver
½ TL frisch abgeriebene Muskatnuss
½ TL gemahlene Gewürznelken

½ TL frisch gemahlener schwarzer
Pfeffer
eventuell etwas frisch abgeriebene
Tonkabohne
eventuell etwas gemahlener Anis
oder Sternanis

Alle Zutaten gut miteinander vermischen und in einem dunklen Schraubglas aufbewahren; hält sich einige Wochen lang.

Chai oder Gewürztee?

Wo liegt der Unterschied zwischen Chai und Gewürztee?
Ganz einfach: Chai ist schwarzer Tee, der zusammen mit Gewürzen zubereitet wurde. Gewürztee enthält nur Gewürze, keine Teeblätter.
Das Rezept für Chai stammt aus dem Ayurveda, er ist heute das indische Nati-
onalgetränk. Tee wird dort so gut wie immer als Chai zubereitet, und das geht

*Gewürztee unterscheidet sich vom Chai dadurch,
dass in ihm keine Teeblätter, sondern nur Gewürze
mit heißem Wasser überbrüht werden.*

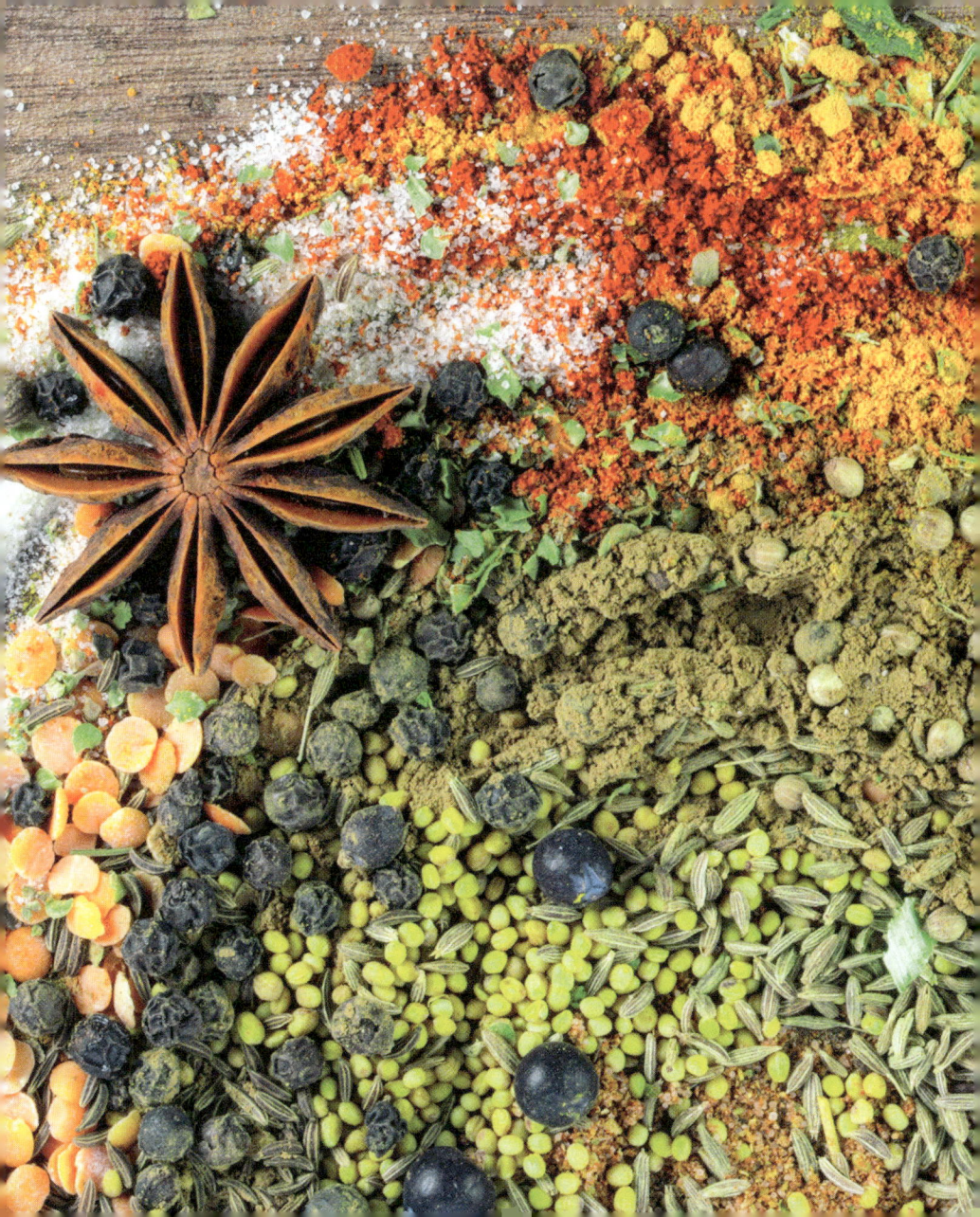

so: Den Schwarztee-Blättern kleine Mengen von Gewürzen wie Ingwer, Kardamom, Anis, Zimt, Nelken ... hinzufügen. Wie gewohnt aufgießen und ziehen lassen. Etwas heiße Milch und nach Belieben Honig oder Zucker hinzufügen. Reiner Gewürztee wird ebenso zubereitet, nur ohne die Teeblätter, stattdessen werden die Gewürze etwas höher dosiert. Kurkuma und etwas Pfeffer dürfen jeweils auch eine Rolle spielen, allerdings entfaltet sich die Power der Kurkuma wesentlich besser, wenn noch etwas mehr Fett (aus Milch, Nussmilch, Sahne ...) im Spiel ist. Daher empfiehlt es sich, Gewürzmilch oder »Goldene Milch« zu sich zu nehmen, wenn es weniger um den Genuss als um die gesundheitliche Wirkung geht. Die Rezepte finden Sie im Kapitel über die Anwendungsvorschläge (siehe Seite 45 ff.).

Gewürzbutter

Kräuter- und Knoblauchbutter sind bei uns bekannte und beliebte Beilagen zu vielen Gerichten. Eine interessante Variante stellt Gewürzbutter dar, in die wieder einmal Kurkuma bestens hineinpasst, nicht zuletzt als appetitlicher Farbgeber. Hier ein Grundrezept, das in viele Richtungen verändert werden kann.

250 g zimmerwarme Butter
1 TL Kurkumapulver
1–2 TL gewürfelter frischer Ingwer
1 TL gewürfelter Knoblauch
(darf auch wegfallen)

1 TL fein abgeriebene Schale von einer Biozitrone
½ TL unraffiniertes Salz
½ TL frisch gemahlener schwarzer Pfeffer

Butter und restliche Zutaten mithilfe einer Gabel verkneten und abschmecken. Auf einem Stück Pergamentpapier oder Aluminiumfolie verteilen, zu einer Rolle formen und in den Kühlschrank legen. Zum Servieren von Papier oder Folie befreien und von der Rolle Scheiben abschneiden.

Ketchup

Selbst gemachtes Ketchup plus selbst gemixte Curry-Gewürzmischung – wenn dies beides auf ein gegrilltes Tofu- oder Geflügelwürstchen trifft, wird aus dem Fast Food Currywurst ein erstklassiger und bekömmlicher Leckerschmecker. Hier ein einfaches Rezept für Ketchup.

50 g brauner Zucker
200 ml Wasser
200 g Tomatenmark (alternativ stückige Tomaten aus der Dose oder dem Tetrapack, die vorher stark eingekocht wurden)
2–3 EL Essig
1 EL Kurkumapulver
1 TL Zimtpulver

1 TL naturbelassenes Salz
½ TL frisch gemahlene Gewürznelken (oder 3 Gewürznelken in ein Säckchen geben, mitkochen und dann entfernen)
½ TL frisch abgeriebene Muskatnuss
etwas frisch gemahlener Pfeffer

Zucker mit Wasser in einen Topf geben und 5 bis 10 Minuten köcheln lassen. Tomatenmark bzw. eingekochte Tomaten, Essig und Gewürze unterrühren, Muskatnuss und Pfeffer erst ganz am Schluss. Eventuell beim Abschmecken noch etwas Essig hinzufügen, eventuell die Masse pürieren oder durch ein Sieb streichen.

Dieses Ketchup hält sich etwa vier Wochen lang im Kühlschrank.

Süßsaures Ketchup

Es folgt eine Anleitung für ein besonders feines, süßsaures Ketchup, das sich, wenn Sie es heiß in ausgekochte Flaschen füllen, etwa fünf Monate lang hält.

400 g Gemüsezwiebeln
2–3 Knoblauchzehen (dürfen auch wegfallen)
1 Stück frischer Ingwer, daumen- dick und -lang
1 Stück frische Kurkuma, daumen- dick und -lang, oder 3 EL Kurkuma- pulver
1 kleine scharfe Chilischote oder
1 EL Chilipulver

1 EL Pflanzenöl, z. B. Sesamöl
4 EL flüssiger Honig
1 EL Senfkörner
1 TL Korianderkörner
2 Gewürznelken (gemahlen oder im Säckchen)
4 EL Essig
gut 1 kg frische Tomaten
400 g frische Aprikosen
200 g weiche getrocknete Aprikosen

Zwiebeln, Knoblauch, Ingwer und frische Kurkuma schälen und klein wür- feln. Chili längs aufschlitzen, von Kernen und Trennwänden befreien und ebenfalls in kleine Würfel schneiden. Öl in einem Topf erhitzen und Zwie- beln, Knoblauch, Ingwer, Kurkuma und Chili darin andünsten. Honig, Gewürze und Essig hinzufügen und kurz mitdünsten. Tomaten waschen, abtrocknen, halbieren, die Stängelansätze entfernen und in grobe Würfel schneiden. Frische Aprikosen waschen, abtrocknen, entkernen und in Viertel schneiden. Getrocknete Aprikosen sehr klein schneiden. Tomaten und Aprikosen in den Topf geben und alles ohne Deckel knapp eine Stunde lang köcheln lassen, dabei ab und zu mit einem Holzlöffel umrühren. Am Schluss Nelken herausnehmen, falls sie ungemahlen mitgekocht wurden. Gut pürieren und in ausgekochte Flaschen füllen. Für eine noch längere Haltbarkeit in ein Wasserbad stellen und dort eine weitere halbe Stunde einkochen.

Chutney – stückige Gewürzmarmelade

In Indien sind Chutneys praktisch Teil jeder Mahlzeit, denn sie fügen auch einem ganz einfachen Gericht wie zum Beispiel Reis mit Gemüse höchst interessante Aromen hinzu. Dies trägt dazu bei, dass man sich schnell zufrieden und gesättigt fühlt, frustriertes Vollstopfen wird überflüssig. So fällt es auch nicht sehr ins Gewicht, dass Chutneys relativ viel Zucker enthalten. Chutneys passen auch zu Gerichten aus unserem Kulturraum, erlaubt ist, was Spaß macht. Mit Käse beispielsweise harmonieren sie hervorragend.

Chutneys lassen sich aus vielen Obstsorten zubereiten, auch aus einheimischen wie Äpfeln, Birnen und Rhabarber, sogar aus eingeweichtem Backobst. Tomaten, Zwiebeln, Karotten und anderes Gemüse eignen sich ebenfalls für die Zubereitung. Neben Gewürzen wie Knoblauch, Ingwer, Chili, Zimt, Gewürznelken, Schwarzkümmel und natürlich Kurkuma werden immer Essig und Zucker eingesetzt, die bekanntlich beide konservierend wirken. Deswegen halten sich selbst gemachte Chutneys auch ohne weitere Maßnahmen bis zu vier Monate lang. Wichtig ist allerdings, dass die Gläser für die Chutneys sowie die entsprechenden Deckel ausgekocht wurden. Die Gläser sollten beim Einfüllen noch warm sein, damit sie nicht platzen. Ganz voll machen, auch das trägt zur Haltbarkeit bei.

Apfel-Chutney

Hier ein einfaches, wandlungsfähiges Rezept.

1 große Gemüsezwiebel
1–2 Knoblauchzehen (dürfen auch wegfallen)
1 Stück frischer Ingwer, etwa daumendick, 2 cm lang
1 Stück frische Kurkuma, etwa daumendick, 2 cm lang, oder
1 EL Kurkumapulver
1 frische Chilischote oder
1 TL Chilipulver

4–5 aromatische Äpfel, z. B. Cox Orange
75 g weiche getrocknete Aprikosen
200 ml Essig, z. B. Rotwein- oder Weißweinessig
150 g Zucker
2 Stangen ceylonesischer Zimt
1 TL Salz
etwas frisch gemahlener Pfeffer

Zwiebel, Knoblauch, Ingwer und Kurkuma schälen. Die Zwiebel in größere, die Gewürze in winzig kleine Würfel schneiden. Chili längs aufschlitzen, von Kernen und Trennwänden befreien und ebenfalls ganz klein würfeln. Äpfel schälen, halbieren, die Kerngehäuse entfernen. Äpfel und getrocknete Aprikosen ebenfalls würfeln. Vorbereitete Zutaten mit Essig, Zucker, Zimt und Salz in einem Topf vermischen und 15 Minuten lang ziehen lassen. Dann erhitzen und ohne Deckel knapp eine Stunde lang einkochen lassen, dabei ab und zu umrühren. Die Zimtstangen entfernen. Am Schluss mit Pfeffer abschmecken.

Birnen-Chutney

Und noch ein zweites, etwas anspruchsvolleres Rezept:

½ Gemüsezwiebel
2 reife Birnen
1 Stängel Zitronengras
1 Stück frischer Ingwer, etwa
daumendick, 2 cm lang
1 Stück frische Kurkuma, etwa
daumendick, 2 cm lang, oder
1 EL Kurkumapulver

2 Prisen Chilipulver
2 Prisen schwarzer Pfeffer
100 ml Apfelessig
50 g brauner Zucker
eventuell einige EL Birnensaft

Zwiebel schälen und klein würfeln. Birnen schälen, vierteln, entkernen und in größere Würfel schneiden. Den harten Teil vom Zitronengras abschneiden. Den weißen, zarten Teil flach klopfen und in ganz kleine Stückchen schneiden. Ingwer und Kurkuma schälen und ebenfalls sehr klein schneiden. Vorbereitete Zutaten mit den anderen Gewürzen, Essig und Zucker in einem Topf aufkochen und ohne Deckel für etwa 2 ½ Stunden bei geringer Hitze einkochen. Wird das Chutney zu fest, etwas Birnensaft hinzufügen. Heiß in ein ausgekochtes Glas füllen.

Gewürzter Getreidebrei

In englischsprachigen Ländern wird zum Frühstück gern Getreidebrei angeboten. Auch bei uns verbreitet sich diese Tradition. Denn wenn ein solcher Brei mit Liebe zubereitet wird, kann er ein Hochgenuss sein. Außerdem macht er über einen langen Zeitraum hinweg satt, und er wärmt. Der Wärmeeffekt, besonders angenehm in der kalten Jahreszeit, wird durch die Verwendung von Gewürzen noch unterstützt. Kurkuma macht zudem alles herrlich gelb.

Pro Portion etwa 40 g Getreide oder Getreideflocken: Hafer, Hirse, Buchweizen ...
Salz
2 Prisen Kurkumapulver
2 Prisen Zimtpulver
1 Prise gemahlener Kardamom
1 Prise gemahlene Gewürznelke
etwas frisch gemahlener Pfeffer
etwas frisch abgeriebene Tonkabohne
4 oder mehr EL Milch/Sojamilch/Mandelmilch und/oder flüssige Sahne
eventuell etwas Honig oder Ahornsirup zum Süßen

Getreide nach Packungsanleitung in leicht gesalzenem Wasser kochen. Am Schluss des Kochvorgangs Gewürze zugeben und gründlich unterrühren, den Brei abschmecken. In einem Schälchen servieren, mit Milch und/oder Sahne übergießen und nach Geschmack süßen.

Hummus

Vor einigen Jahren wusste bei uns mit diesem Begriff kaum jemand etwas anzufangen, heute gehört Hummus besonders bei jungen Leuten fast so sehr dazu, wie er das schon immer in der orientalischen Küche tat. Es handelt sich um einen vegetarischen, sogar veganen Dip, der hauptsächlich aus Kichererbsen besteht. Man isst ihn zu Gemüse und Salat und auf Brot. Er ist ganz einfach zuzubereiten, sieht man vom Einweichen und Garkochen der Kichererbsen ab. Aber es dürfen auch fertige, gare Kichererbsen aus der Dose oder aus dem Glas genommen werden.

Hier kommt ein Grundrezept, das mit der Zugabe von unterschiedlichen Gewürzen, frischen Kräutern, gerösteten Nüssen usw. vielfältig variiert werden kann.

2 Knoblauchzehen (dürfen auch wegfallen)
250 g gar gekochte, abgekühlte Kichererbsen
3 EL Tahini (Sesampaste)
3 EL Öl, z. B. Sesam- oder Olivenöl
3 EL frischer Zitronensaft

eventuell etwas Gemüsebrühe, Milch, Nussmilch oder Sahne
½ TL Kurkumapulver
2 Prisen gemahlener Kreuzkümmel
2 Prisen Chilipulver
2 Prisen frisch gemahlener schwarzer Pfeffer

Knoblauch schälen und fein würfeln. Gekochte Kichererbsen, Tahini, Öl, Zitronensaft und Knoblauch im Mixer oder mit dem Pürierstab pürieren. Um die Konsistenz zu verbessern, eventuell etwas Flüssigkeit hinzugeben. Die Gewürze gründlich unterrühren – fertig.

Der Geschmack entwickelt sich besonders gut, wenn die Masse eine Stunde lang durchzieht.

Zwar handelt es sich beim Hummus im Moment noch um eine Schickimicki-Angelegenheit, aber das sollte nicht darüber hinwegtäuschen, dass er der Gesundheit ausgesprochen zuträglich ist; außerdem schmeckt er wirklich ausgezeichnet. Sogar kleine Kinder unter einem Jahr, die gerade damit beginnen, feste Nahrung zu sich zu nehmen, greifen gern zu. »Baby-Hummus« sollte allerdings für eine bessere Bekömmlichkeit nur ganz wenig Tahini und Öl enthalten und stattdessen mit Gemüsebrühe oder Milch verlängert werden. Zudem sollten die Gewürze nur gering dosiert sein. Leicht gewürzt mundet er aber auch den Kleinen.

Obatzda – gewürzte Käsecreme

Eine pikante bayerische Spezialität ist Obatzda, auch Obatzter oder Obazda. Das Wort bedeutet so viel wie »Vermischter«. Es handelt sich um eine gewürzte Käsecreme, die gern mit Laugenbrezen serviert wird. Ursprünglich war er zur Verwertung von Resten gedacht, vor allem von Brie, Camembert oder Romadur, also weichem Käse. Diese Reste wurden mit frischen Zwiebelwürfeln, Butter und Gewürzen zerdrückt, vor allem mit Chili und Kümmel. Im Laufe der Zeit entwickelte sich aber eine Vielzahl von Rezepten – Kurkuma passt sehr gut hinein.

Obatzda sollte am Tag der Zubereitung verzehrt werden, denn mit der Zeit kann der Geschmack der Zwiebelwürfel recht bitter werden.

Das folgende ist wieder ein Grundrezept.

1 kleine Zwiebel	1 TL Kurkumapulver
200 g reifer Weichkäse	etwas unraffiniertes Salz
100 g zimmerwarme Butter	etwas frisch gemahlener schwarzer
1 TL Chilipulver	Pfeffer

Zwiebel schälen und in kleine Würfel schneiden, mit Käse, Butter und den Gewürzen in eine Schüssel geben und fein zerdrücken. Abschmecken und vor dem Servieren etwa zwei Stunden lang im Kühlschrank ruhen lassen.

Eier in Senfsoße

Dieses einfache vegetarische Gericht, kombiniert mit Pellkartoffeln oder Bratkartoffeln, schmeckt fast jedem, sogar mäkeligen Kindern. Das Soßenrezept stammt vom Starkoch Alfons Schuhbeck, der dazu Folgendes schreibt (in der Münchner Abendzeitung): »In unserer Kochschule nennen wir sie Dödel- und Deppensoße, weil sie garantiert immer gelingt.« Dabei schmeckt sie ganz fantastisch. Kurkuma ist bei Schuhbeck nicht enthalten, wir fügen sie einfach hinzu.

Die Menge reicht für zwei Personen. Pro Person sollten zwei hart gekochte Eier vorbereitet werden.

4 Eier	scharfer Senf
⅛ l Gemüsebrühe	1 TL Kurkumapulver
⅛ l flüssige Sahne	etwas frisch gemahlener schwarzer
2 gehäufte EL mittelscharfer oder	Pfeffer

Eier hart kochen, abschrecken, pellen und halbieren. Restliche Zutaten in einem Topf verrühren und langsam erwärmen, nicht kochen. Wenn die richtige Temperatur erreicht ist, verbindet sich alles perfekt, es wird daraus eine sämige Soße, ganz ohne Mehlschwitze.

Die Soße über die Eier gießen und mit Kartoffeln als Beilage servieren.

Mit abgeriebener Zitronenschale, frischen Ingwerwürfelchen, Knoblauch oder Kräutern kann die Soße immer wieder abgewandelt werden. An Kräutern passt besonders gut frischer Dill.

»Umami« – herzhafte Köstlichkeit

Ganz zum Schluss noch etwas über ein Thema, das im weiteren Sinne mit Gewürzen zu tun hat und das im Moment in aller Munde ist: »Umami«.

Erstaunlicherweise sind es ja weniger Zunge und Mundraum, die uns fantastische kulinarische Abenteuer ermöglichen, sondern es ist vor allem unsere Nase. Sie leistet die wirklich differenzierte und geniale Arbeit, während die Zunge nur vier Geschmacksrichtungen wahrnehmen kann: süß, salzig, sauer und bitter. In der ayurvedischen Ernährungslehre kommt noch »herb« hinzu.

Im Jahr 1908 entdeckte der japanische Professor Kikunae Ikeda eine weitere fünfte oder, wenn man so will, eine sechste Geschmacksrichtung, die er mit dem Begriff »Umami« benannte, zu übersetzen etwa mit »fleischig«, »würzig« oder »pikant«. Die genaue Bedeutung des japanischen Wortes lautet »herzhafte Köstlichkeit«.

Hervorgerufen wird der Geschmack durch die Aminosäure Glutamat.[*] Künstliches Glutamat ist für viele Menschen unverträglich. Sie werden nach dem Verzehr vom sogenannten Chinarestaurant-Syndrom heimgesucht, sprich von dumpfen Kopfschmerzen, Übelkeit und starkem Herzklopfen. Künstliches Glutamat ist in vielen Fertiggerichten und anderen in Fabriken hergestellten Nahrungsmitteln enthalten, zum Beispiel in manchen Chipssorten. Auf den Verpackungen kann man es aufspüren, es läuft dort unter

---

[*] Glutamat hat nichts mit Gluten zu tun, dem Klebereiweiß im Getreide, das manche Menschen nicht vertragen.

den Bezeichnungen Geschmacksverstärker, Mononatriumglutamat oder E 620 bis E 625. Es gilt als möglicher Mitauslöser der Alzheimer- und Parkinson-Krankheit. Wobei es etwas irritiert, dass der Stoff in asiatischen Ländern extrem viel konsumiert wird, dort diese Krankheiten aber deutlich weniger verbreitet sind als bei uns. Wie auch immer es zu dem Widerspruch kommt, es kann nicht schaden, von Mononatriumglutamat die Finger zu lassen.

Doch es gibt auch natürliches, sehr gut verträgliches Glutamat, das ganz normal in Lebensmitteln vorhanden ist. Schon seit langer Zeit werden diese Lebensmittel, die natürliches Glutamat enthalten, weltweit instinktiv von talentierten Profi- und Laienköchen, männlich wie weiblich, zum Aufpeppen ihrer Gerichte eingesetzt. Zum Beispiel ist es in qualitativ hochwertiger Sojasoße enthalten, in Balsamicoessig, fermentierten Nahrungsmitteln, vielen Gemüsen, gereiftem Käse, vor allem Parmesan, getrockneten Pilzen und Tomaten, Tomatenmark, in Seetang, vielen Fischen und Meeresfrüchten und auch in Fleisch.

Umami lässt buchstäblich das Wasser im Munde zusammenlaufen, sprich, es stimuliert die Produktion von Speichel. Manche ältere Menschen leiden unter einer Einbuße ihres Geschmacksempfindens, weil im Laufe der Jahre ihre Speichelproduktion nicht mehr so funktioniert, wie sie sollte. Wird aber darauf geachtet, dass ihre Mahlzeiten viel Umami enthalten, verbessert sich beides, Speichelproduktion und Geschmackswahrnehmung, was eine erheblich bessere Lebensqualität bewirkt. Plötzlich hat alles wieder mehr Würze und macht deswegen auch mehr Spaß! An diesem faszinierenden Thema arbeiten gegenwärtig in England Wissenschaftler und Köche gemeinsam.

In seinem wunderbaren, unterhaltsamen, dabei außerordentlich lehrrei-

chen Buch »Limbi« über die wichtige Rolle des limbischen Systems in allen
Bereichen des menschlichen Lebens schreibt der Theologe und Bestseller-
autor Werner Tiki Küstenmacher, es sei leicht, auf Fleisch sowie auf übermä-
ßig viel Fett und Salz zu verzichten, wenn man mit anderen Lebensmitteln
für Umami sorgt. Er beruft sich bei dieser Aussage auf einen Test der US-
amerikanischen Zeitschrift »Nutrition and Health« (Ernährung und Gesundheit). Das heißt, das Wissen um Umami und die entsprechende praktische
Umsetzung dient gleichzeitig der Gesundheit und dem Genuss – eine fabel-
hafte Kombination!

Eine britische Köchin mit italienischen Wurzeln, Laura Santtini, hat ein ganzes Buch über das Thema geschrieben: »Umami – Die Entdeckung des perfekten Geschmacks«. Darin weist sie ausdrücklich darauf hin, dass es sich
bei Umami um ein universales, nicht auf eine bestimmte Kultur beschränk-
tes Phänomen handelt. Jeder Mensch könne es empfinden, genießen und
schätzen.
Sie stellt sich Umami als Verstärker aller Aromen vor: »Es wertet Essen im
wahrsten Sinne des Wortes auf, indem es die Aromen innerhalb bestimm-
ter Zutaten verbessert und damit das gesamte Gericht auf eine höhere Ge-
schmacksstufe hebt.«
Ihr Buch ist ein Kochbuch, fast alle Rezepte enthalten Fisch oder Fleisch
als Zutaten. Bei den in diesem Buch präsentierten Vorschlägen wird beides
nicht verwendet. Es werden aber absichtlich Umami-reiche Lebensmittel er-
wähnt, denn auch die vegetarische Küche profitiert selbstverständlich davon
und kann voller »herzhafter Köstlichkeiten« sein.
Wer sich noch tiefer mit dem Bereich beschäftigen möchte, findet wertvolle

Informationen auf den Webseiten des Umami-Informationszentrums (siehe Adressteil am Ende des Buches).

Suppen, Eintöpfe und Currygerichte aus Gemüse sind geradezu idealtypische Umami-Gerichte. Alle folgenden Zutaten dafür enthalten laut Laura Santtini besonders viel von diesem natürlichen Geschmacksverstärker: Blumenkohl, Brokkoli, Schalotten, grüne Erbsen, Karotten, Kartoffeln, Kürbis, Mais, grüne Paprika, Sellerie, grüner und weißer Spargel, Süßkartoffeln, Tomaten, Weißkohl, Zwiebeln und Pilze. An Gewürzen sind Ingwer und Knoblauch besonders Umami-reich. Wenn eine fertig zubereitete Suppe oder ein Eintopf am Schluss zusätzlich mit geriebenem Parmesan bestreut wird, transformiert sie sich zu einem ganz besonderen geschmacklichen Hammer. Zu jedem Gemüsegericht passt auch Kurkuma. Zusammen mit frisch gemahlenem Pfeffer und etwas Pflanzenöl fügt Kurkumapulver oder frische Kurkuma jeder Suppe, jedem Eintopf, jedem Curry noch eine Menge Extra-Heilkraft hinzu, auch wenn sie (laut einer Mail von Laura Santtini an Irene Dalichow) kein Umami enthält. Und noch einmal sei betont, dass Kurkuma die Eigenschaft besitzt, aus verschiedenen Komponenten ein einheitliches Ganzes zu schaffen. Kurkuma ist also eine großartige Mediatorin und Harmonisiererin. Als eine solche sollte sie unbedingt bei »herzhaften Köstlichkeiten« mitmischen.

Internetadressen:

Die Adressen sind in der Reihenfolge angegeben, wie die entsprechenden Stichworte und Themen im Buch vorkommen:

Die Deutsche Gesellschaft für Hämatologie und Onkologie finden Sie unter: www.dgho.de

Unter anderem bei der folgenden Adresse können Sie qualitativ hervorragende Kapseln mit Kurkumapulver plus schwarzem Pfeffer, außerdem solche mit reinem ceylonesischem Zimt bestellen: www.zimt-produkte.de

Hier zwei Adressen von Herstellern hervorragender ätherischer Öle: www.primaveralife.com www.taoasis.com

Die Firma Weleda finden Sie im Netz unter folgender Adresse: www.weleda.de

Auf der Homepage des Umami-Informationszentrums finden Sie ausgesprochen umfangreiche und praxisorientierte Informationen (in englischer Sprache). www.umamiinfo.com

In der Speicherstadt Hamburg steht ein faszinierendes Gewürzmuseum namens »Spicy's«. Die Adresse lautet: Am Sandtorkai 34, 20457 Hamburg
www.spicys.de

Im Herbst 2015 eröffnete in Kulmbach auf dem Areal des Bayrischen Brauereimuseums und Bäckereimuseums ein sehr sehens- und erlebenswertes
Gewürzmuseum:
Museen im Mönchshof
Hofer Straße 20
95326 Kulmbach
www.kulmbacher-moenchshof.de

Literatur:

Béliveau, Richard/Gingras, Denis: Krebszellen mögen keine Himbeeren – Nahrungsmittel gegen Krebs. Kösel-Verlag, München 2007

Béliveau, Richard/Gingras, Denis: Krebszellen mögen keine Himbeeren – Das große Buch der Prävention. Kösel-Verlag, München 2015

Bhumichitr, Vatcharin: Thai-Currys. Christian-Verlag, München 2007

Caldicott, Carolyn und Chris: Auf den Gewürzstraßen der Welt. Verlag Freies Geistesleben, Stuttgart 2011

Dahlke, Rüdiger: Das große Buch der ganzheitlichen Therapien. Integral-Verlag, München 2007

Dalichow, Irene: Zimt für ein gesundes Leben. Herbig-Verlag, München 2012

Dalichow, Irene: Gesund mit essbaren Blüten. Herbig-Verlag, München 2013

Dalichow, Irene: Die Gewürzapotheke. Gesund und glücklich mit scharfen Sachen. Goldmann-Verlag, München, 6. Aufl. 2017

Dalichow, Irene: Die Heilkraft ätherischer Öle. Herbig-Verlag, München 2014

Dalichow, Irene: Universalheilmittel. Anaconda-Verlag, Köln 2016

Davis, Patricia: Aromatherapie von A–Z. Knaur-Verlag, München 1990

Dobat, Klaus: Pflanzen der Bibel. Wissenschaftliche Buchgesellschaft, Darmstadt 2012

Döll, Michaela: Entzündungen. Herbig-Verlag, München 2005

Hellmiß, Margot/Scheithauer, Falk: Natürlich behandeln mit Heilerde. Südwest-Verlag, München 1999

Knappert, Jan: Lexikon der indischen Mythologie. Wilhelm-Heyne-Verlag, München 1991

Küstenmacher, Werner Tiki: Limbi: Der Weg zum Glück führt durchs Gehirn. Campus-Verlag, Frankfurt/Main 2014

Lawless, Julia: Die illustrierte Enzyklopädie der Aromaöle. Scherz-Verlag, Bern, München, Wien 1996

Lindner, Bettina-Nicola: Kurkuma. VAK Verlags GmbH, Kirchzarten o. J.

Madejsky, Margret: Lexikon der Frauenkräuter. AT-Verlag, Baden und München 2008

Matthaei, Bettina: Von Bittersüß nach Feuerscharf. Collection Rolf Heyne, München 2013

Moser, Milena: Gebrauchsanweisung für Zürich. Piper Verlag, München/Berlin 2015

Pahlow, Mannfried: Das große Buch der Heilpflanzen. Weltbild-Verlag, Augsburg 2004

Pelikan, Wilhelm: Heilpflanzenkunde, Band 3. Verlag am Goetheanum, Dornach/Schweiz 1984

Santtini, Laura: Umami – Die Entdeckung des perfekten Geschmacks. Fackelträger-Verlag, Köln 2016

Schaufler, Miriam/Drössler, Walter A.: Ernährungsratgeber Demenz – Gedächtnisverlust vorbeugen und verlangsamen. Schlütersche Verlagsgesellschaft, Hannover 2016

Schuhbeck, Alfons: Meine Küche der Gewürze. Zabert-Sandmann-Verlag, München 2009

Seiderer-Nack, Julia: So kriegt die Leber ihr Fett weg. Südwest-Verlag, München 2016

Vaupel, Elisabeth: Gewürze – Acht kulinarische Porträts. Deutsches Museum, München 2002

Vierich, Thomas A./Vilgis, Thomas A.: Aroma – Die Kunst des Würzens. Stiftung Warentest, Berlin 2012

Widauer, Simone: Marienpflanzen. AT-Verlag, Baden und München 2009.

Die Autorin

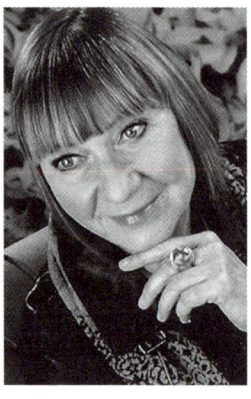

Irene Dalichow ist ausgebildete Redakteurin und hat ein Diplom in Erziehungswissenschaften. Sie arbeitet als Journalistin und Buchautorin in München. Ihr spezielles Interesse gilt pädagogischen, psychologischen, spirituellen und alternativmedizinischen Themen. Besonders hat es ihr die Heilkraft der Gewürze angetan.

Bei Herbig sind von ihr erschienen: *Zimt für ein gesundes Leben, Gesund mit essbaren Blüten* und *Die Heilkraft ätherischer Öle.*

www.irene-dalichow.de

Erreichbar ist sie unter dieser Mail-Adresse:
irene.dalichow@gmx.de
oder per Post
c/o Herbig-Verlag
Pfizerstraße 5–7
D – 70184 Stuttgart.

Bildnachweis

Seite 2 © shutterstock/Chadamas Tuammee, Seite 11 © shutterstock/coffee-human, Seite 15 © shutterstock/KPG Payless2, Seite 18 © shutterstock/Dipak Shelare, Seite 20 © shutterstock/AndrijaP, Seite 31 © shutterstock/K. Alla, Seite 39 © shutterstock/Jana Behr, Seite 41 © shutterstock/Poznyakov, Seite 47 © shutterstock/Alphonsine Sabine, Seite 55 © shutterstock/Roylee_photosunday, Seite 59 © shutterstock/Dream79, Seite 62 © shutterstock/DG Stock, Seite 65 © shutterstock/Robyn Mackenzie, Seite 71 © shutterstock/Mamsizz, Seite 81 © shutterstock/photographee.eu, Seite 85 © shutterstock/Curioso, Seite 100 © shutterstock/Dream79, Seite 106 © shutterstock/ NUM LPPHOTO, Seite 109 © shutterstock/Alphonsine Sabine, Seite 113 © shutterstock/alfocome